KB259853

난 EFT로

두드렸을 뿐이고

몸과 마음을 치유하는 EFT 건강법!

난 EFT로
두드렸을 뿐이고

설기문(동방대학원대학교 자연치유학과 교수) 지음

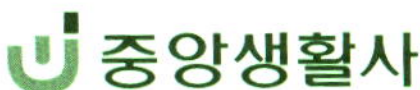

중앙생활사

쉽게 읽고 실천할 수 있는
EFT의 정수와 같은 책!

EFT가 우리나라에 소개된 지도 벌써 수 년이 흘렀습니다. 한의사인 저는 몇 년 전에 동료 한의사의 권유를 통해 설기문 교수님으로부터 EFT세미나에 참석한 적이 있습니다.

단순한 호기심 차원에서 교육을 받은 것이지만 교육 과정과 그에 따른 효과를 처음 접했을 때는 선뜻 믿어지지가 않았습니다. 비록 EFT라는 치료법의 원리에 한의학의 원리와 상통하는 면이 있긴 했지만 그래도 방법이 너무 간단하고 쉬웠기에 솔직히 믿음이 잘 가지 않았던 것이 사실이었습니다.

하지만 교육을 마치면서 실습 삼아 시도는 해 볼 만하다는 생각으로 지내던 어느 날 병원에 응급 환자가 도착했고, 시간이 충분하지 않은 상황이라 혹시나 하는 마음으로 EFT치료를 시도해 보기로 했습니다. 몸의 타점들을 몇 번 두드렸더니 신기하게도 환자 상태에 변화가 나타났습니다. 저는 놀라지 않을 수 없었습니다.

비록 설 교수님이 EFT세미나 시간에 많은 분을 공개적으로 치료하는 것을 보았고 참가자들끼리 실습을 하면서 효과를 보는 것을 경험하긴 했지만 제가 직접 저의 환자를 상대로 EFT로 도움을 드린 것은 처음이었습니다.

저에게 도움을 받은 그 환자분은 무척 고마워하면서 원장 선생님의 능력이 참 뛰어나다고 칭찬해 주셨습니다. 순식간에 회복된 환자분의 모습을 보고 오히려 제가 더 감사했습니다. 그 일을 계기로 EFT를 진지하게 생각해 보게 되었습니다. 그리고 좀 더 진지한 마음으로 세미나를 통해 배웠던 EFT의 내용들을 복습하는 기분으로 다시 한 번 공부해 보았습니다. 그리고 저 자신과 가족들을 상대로 시간 날 때마다 시험을 해 보았습니다.

설 교수님이 EFT세미나 때 여러 번에 걸쳐서 자기 자신과 가족에게 먼저 실험을 해 보라는 당부를 하곤 하셨는데 그러한 경험은 대단히 의미가 있다고 생각합니다.

실험 결과는 신기할 정도였습니다. 간단한 두통과 같은 통증뿐 아니라 소화가 잘 되지 않거나 잠이 잘 안 올 때, 이런 저런 스트레스로 마음이 힘들 때, 혹은 환자들이 침을 맞는 것에 대한 두려움을 호소할 때, 간단하게 톡톡 쳐 준 EFT의 기법은 많은 효과와 도움을 주었습니다.

이런 저런 경험을 통해서 저는 비로소 EFT에 대한 확신을 갖게 되었으며, 이제는 한의원에서 환자들을 대상으로 좀 더 적극적으로 EFT를 활용하고 있습니다.

사실 EFT는 획기적인 치료법입니다. 그러나 EFT는 단순한 치료법을 뛰어넘어 자기 계발을 위해서나 행복한 삶을 살아가도록 이끄는 데 훌륭한 역할을 할 수 있다고 생각합니다.

비록 EFT가 미국에서 미국 사람에 의해서 만들어진 것이긴 하지만 동양의학적인 철학이나 요소에 기반을 두고 만들어졌다고 생각되기에 오히려 친근하게 와 닿는 것 같습니다. 그래서 저로서는 이런 간편한 기법들을 좀 더 빨리 만났더라면 하는 아쉬운 마음이 들기도 했습니다.

이 책은 우리나라에 EFT를 소개한 초창기 개척자라고 할 수 있는 설기문 교수님이 정성을 기울여 쓰신 책으로 많은 분에게 도움이 될 거라 확신합니다.

설 교수님은 치료나 치유 분야에서 이미 많은 책을 저술하신 경력이 있는데, 이 책에서도 EFT의 내용들을 쉽게 이해하고 활용할 수 있도록 잘 설명해 주셨습니다.

누구나 이 책을 통하여 쉽게 읽고 실천할 수 있는 EFT의 정수를 배울 수 있을 것이라고 생각합니다. 그리고 이 책이 우리나라 사람들의 건강과 웰빙에 크게 공헌하기를 바라며 기쁜 마음으로 추천합니다.

신용준(행복한한의원 원장)

몸과 마음의 건강
그리고 행복한 삶을 위한
새로운 패러다임!

사람은 누구나 건강하고 행복한 삶을 살기를 원한다. 그러나 현실은 그러한 소망이나 목표와 다르게 전개되는 경우가 많다. 그렇기 때문에 사람들은 저마다 건강과 행복을 위한 다양한 원리와 방법들을 찾게 된다.

EFT는 건강하고 행복한 삶을 살 수 있는 실제적인 원리와 방법을 담고 있는 훌륭한 도구라고 할 수 있다. 비록 역사는 짧지만 미국에서 개발되어 세계적으로 보급되고 있고 많은 사람의 삶에 큰 도움을 주었으며 삶을 변화시키기도 했다.

필자가 처음으로 EFT를 접한 것은 6~7년 전이다. EFT라는 것이 평소에 관심을 갖고 있던 건강과 치료 분야에서 탁월한 효과가 있다는 사실을 우연히 알게 되었다. 그 후 EFT에 대해 본격적으로 공부하면서 틈 나는 대로 상담과 심리치료 현장에서 활용해 보았다.

믿을 수 없는 결과가 나타나는 것을 보았지만 그 원리가 처음에는 너무 쉽고 단순하여 의심스러울 때도 있었다. 하지만 실제로 다양한 형태로 임상적 효과를 얻게 된 후 EFT를 확신하게 되었으며 이를 본격적으로 보급해야겠다는 생각을 했다. 그리고 약 5년 전부터 세미나 형태로 EFT를 직접 가르치면서 보급해 왔다.

전국적으로 진행된 필자의 세미나를 통해 EFT를 접한 많은 수강자들이 효과를 본 사례들을 알려 왔다. 가벼운 통증부터 심각한 증상과 질환을 개선시킨 사례가 무수히 많았다. 그러한 사례들이 쌓이면서 EFT에 대한 믿음은 더 커졌고 EFT를 제대로 소개하고자 본 저서를 집필하기로 했다.

사실 필자는 2007년에 한국 NLP&최면아카데미 출판사를 통하여 'EFT 톡톡건강법' 이라는 이름으로 국내 최초로 EFT 관련 저서를 출간하였다. 많은 내용을 담은 것이 아님에도 불구하고 그 책은 많은 사람에게 도움이 되었다. 하지만 좀 더 구체적이고 상세한 내용들을 전하고자 이 책을 출간하게 되었다.

필자는 원래 상담심리학 교수로서 상담심리학을 가르치는 일과 함께 심리적인 문제를 가진 일반인들을 직접 상담하고 치료하는 일을 해왔다. 그렇게 하는 가운데 몸과 마음이 상호 연결되어 있으며 마음의 문제가 몸의 증상으로 나타날 수 있다는 사실을 조금씩 깨달게 되었다.

하지만 기존의 상담심리학에서는 그러한 점을 제대로 다루지 않기에 늘 마음 한구석이 빈 듯한 아쉬움을 느끼던 차에 NLP와 최면학을 공부하게 되었다. 이 분야는 기존 학문에서 제대로 다루지 않는 차원의 문제들을 다루기에 획기적인 도움이 되었다. 그런데 EFT는 그러한 NLP와 최면학 못지 않게 또 다른 혁명적인 치료 도구로 효과를 발휘하고 있다.

물론 EFT는 미국의 게리 크레이그(Gary Craig)에 의해서 치료를 위한 수단으로 출발했지만 그것이 적용되는 영역은 아주 광범위하고 다양하다. EFT는 각종 심리적 문제를 비롯하여 신체적 문제나 증상, 통증, 자신감 증진, 잠재력 개발, 목표 달성, 꿈의 실현과 같은, 직접적으로 치료와 관련이 없어 보이는 다양한 주제나 문제에도 도움을 주고 있다.

일상생활에서 가벼운 두통이나 소화불량으로 불편을 느낄 때, 시험을 앞두고 마음이 불안할 때도 EFT는 쉽게 활용될 수 있기에 EFT는 우리 모두에게 상비약과 같은 기능을 한다고 생각한다. 이런 EFT의 세계를 한 권의 책으로 전부 소개하기는 부족하지만 본서가 EFT 세계에 처음으로 입문하는 분들에게는 좋은 길잡이가 될 것이라고 생각한다.

이 책을 통하여 EFT를 공부하는 분들이 많은 경험을 쌓고, EFT교육의 메카인 www.emofree.com을 통하여 깊이 연구한다면 좀 더 전문적인 수준에 이를 수 있을 것이다.

이 책은 창시자 크레이그의 EFT 매뉴얼과 세미나 내용, 그의 홈페이지(www.emofree.com)에 수록된 자료뿐 아니라 기타 다른 관련 자료, 필자의 임상경험들에 기초하여 저술되었다. 현재 필자는 EFT를 보급하기 위하여 공개세미나와 함께 온라인 동영상 강좌를 실시하고 있다. 필자의 홈페이지인 www.nlp21.com 또는 www. eftok.com 을 방문하면 구체적인 안내를 받을 수 있을 것이다.

아무쪼록 이 책이 모든 분들이 쉽게 활용할 수 있는 EFT입문서 역할을 할 수 있기를 바란다. 마지막으로 혁명적인 EFT를 개발한 크레이그 선생과 이 책의 가치를 인정하고 출판을 허락해 주신 '중앙생활사' 의 사장님을 비롯한 직원 여러분께 깊은 감사의 인사를 전한다.

설기문

CONTENTS

Ⅰ EFT란 무엇인가?

EFT의 원리를 제대로 이해하기 위해서는 이론적 배경을 아는 것이 중요하다. 그러므로 여기서는
심신의 고통의 문제가 어떻게 생기는지를 이해하며 문제 해결을 위해서는 어떻게 하는 것이 좋은
지 알아볼 것이다. 먼저 EFT의 이론적 배경에 대해서 구체적으로 살펴보자.

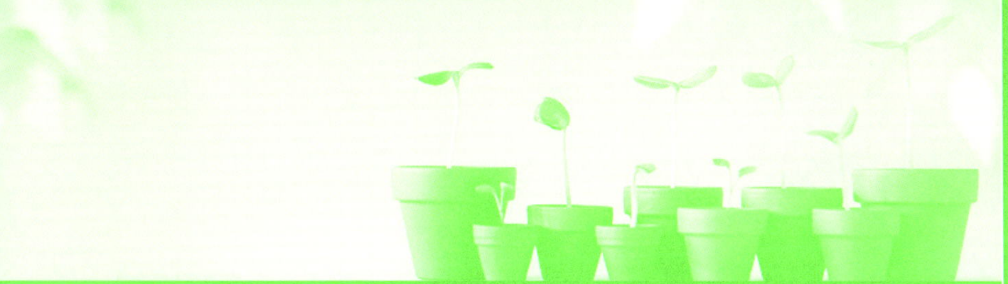

1. 상비약과 공구함 그리고 맥가이버 나이프

　사람은 누구나 성공하고 행복한 삶을 살기를 원한다. 또한 오늘보다 더 나은 내일을 만들기 위해 치열한 경쟁을 벌이며 부단히 노력하며 살아간다. 학생들은 더 좋은 성적을 얻고 더 좋은 대학을 가기 위해서 열심히 공부하고 성인들은 더 나은 직업, 더 높은 직책을 얻기 위해 끊임없는 자기 계발을 통해 미래를 설계하고 시간과 비용을 투자한다.

　그러한 과정에서 즐겁고 좋은 일들을 경험하기도 하고 성공을 거두고 행복을 누리며 보람도 느낀다. 하지만 모든 것이 뜻대로 되는 것은 아니다. 우리는 삶의 여정에서 불안과 슬픔, 분노 등과 같은 부정적인 감정들을 경험하게 된다. 그럴 때면 심리적으로 스트레스를 받고 마음에 상처를 입기도 한다. 그리고 신체적인 고통이나 질병으로 시달리는 일도 생기며 그뿐 아니라 인간관계에서 오는 갈등과 사랑하는 사람과의 이별이나 사업 실패 등과 같이 원치 않는 일들을 경험하면서 절망하고 좌절할 때도 있다.

　이러한 어려움을 우리는 어떻게 이겨낼 수 있을까? 우리는 삶의 과정에서 겪게 되는 크고 작은 어려움 때문에 때로는 병원을 찾기도 하고 약을 복용하기도 한다. 그리고 전문가를 찾아가 상담을 하거나 치료에 도움이 되는 조언을 듣기도 한다. 그 과정에서 경제적인 비용이 들기도 하지만 우리는 기꺼이 그에 필요한 비용을 지불한다.

그러나 경우에 따라 여러 가지 이유들로 인해 의사나 전문가로부터 직접적인 도움을 받기 어려울 때도 있다. 시간이 없거나, 찾아가서 도움받을 마땅한 곳을 찾지 못하거나 혹은 비용에 대한 부담 등으로 심리적 혹은 신체적인 고통과 불편함을 그대로 견뎌내는 경우가 있다. 이럴 때 만병통치약이 있다면 얼마나 좋을까? 또는 나 스스로 치료할 수 있는 방법이 있다면 얼마나 좋을까? 필요할 때 언제라도 꺼내서 사용하여 도움받을 수 있는 그 무엇이 있다면 얼마나 좋을까?

일반적으로 보통 가정에는 소화제, 진통제, 반창고, 피부 질환 치료를 위한 연고 등이 항상 준비되어 있다. 이러한 상비약은 문자 그대로 비상시에 병원이나 약국으로 가기 전에 집에서 손쉽게 사용할 수 있는 약품들이다. 집안에 상비약이 있으면 예기치 않게 다쳤거나 아플 때 간단히 치료할 수 있다.

또한 각 가정에는 공구함이 있다. 공구함에는 책상이나 의자, 식탁이나 가전제품이 고장났을 때 수리할 수 있는 다양한 공구들이 들어 있다. 기계가 고장나거나 시설물이 파손되는 등의 문제가 생겼을 때 굳이 기술자나 수리공을 부를 만한 큰 문제가 아닌 한 드라이버, 송곳, 망치, 스패너 등을 이용하여 문제를 해결할 수 있는 것이다.

오래 전 미국에서 인기리에 방영된 TV 프로그램 중에 '맥가이버'라는 제목의 드라마 시리즈가 있었다. 이 드라마는 미국 ABC방송을 통해 1985년에 시작되어 1992년까지 방영되었으며 우리나라에도 수입되어 1986~1992년에 폭발적인 인기를 끌었다. 그런데 지금까지도 맥가이버는 손재주가 좋거나 응용력, 임기응변이 뛰어난 사람, 고장난 물건은 뭐든지 척척 잘 고치는 만능 기술자, 만능 수리공을 부르는 대명사로 불리고 있다. 그리고 어떤 공구가 다목적으로 잘 사용될 때 그것을 맥가이버 나이프라고 부르곤 한다. 실제로 다용도 스위스 군용 칼을 맥가이버 나이프라고 부르기도 한다.

앞으로 우리가 공부할 EFT는 바로 가정의 상비약의 기능뿐 아니라 다양한 공구들을 보관하는 공구함이며 맥가이버 나이프이기도 하다. 그렇듯 우리 삶에 고통이 있고 문제가 생겼을 때, 언제라도 쉽게 적용할 수 있는 것이 바로 EFT이다.

2. 어려운 한자를 대신하는 한글 역할을 하는 EFT

"나라 말씀이 중국과 달라 한자와 서로 통하지 않으니……."

세종대왕이 1446년에 복잡하고 어려운 한문 대신에 쉽고 간편한 한글을 창제할 수밖에 없었던 안타까운 마음을 표현한 글이다.

EFT는 어쩌면 그런 의미에서 한글에 비유될 수 있을지도 모른다. 기존의 치료 원리나 기법은 배우고 익히는 데 시간이 걸리며 즉각적인 효과를 보기가 쉽지 않은 반면, EFT는 쉽게 배우고 쉽게 적용하기에 간편할 뿐 아니라 즉각적인 효과가 있다. 이러한 점에서 EFT 를 한글에 비유할 수 있다는 것이다.

사실 수천 년간 이어져 온 동양의 침술은 서양인들에게는 전혀 이해되지 않았던 치료법이었다. 하지만 몇십 년 전부터 서양인들이 동양의 침술을 받아들인 후에는 서양에서도 대체의학의 하나로 인식되고 활용되고 있다.

이렇게 동양에서 서양으로 전파된 침술은 이제 '침 없이 이루어지는 무(無)침법' 이라는 의술로 업그레이드되어 다시 역으로 동양에 전해지고 있다. 이러한 현상은 아니러니일 수밖에 없는데, 이것은 비록 관점에 따라 다르게 해석될 수는 있지만 근본적인 정신과 원리는 EFT나 침술이 동일한 맥락을 갖고 있다고 볼 수 있을 것이다.

이와 같은 현상은 NLP가 동양적인 마음의 원리를 서양적인 방법론과 기법으로, 아바타와 같은 정신수련 프로그램 또한 동양의 마음공부를 서양적인 방법론으로 체계화한 것으로서 다시 동양으로 역수입되는 현상과 일맥상통해 보인다.

EFT는 정서 자유 기법(Emotional Freedom Techniques)을 의미하는 새로운 심신 치유 테크닉이다. 이것은 주로 의료적인 차원에서 각종 심신의 증상과 병을 치료하며 총체적인 건강을 도모하는 대체의학적인 건강 기법으로 출발하였다.

하지만 EFT는 단순히 건강이나 의료적 차원만이 아닌 성공하는 삶, 행복한 삶을 위한 도구이자 길잡이가 되는 성공 테크닉이기도 하다.

그리고 이는 현재보다 더 나은 미래를 위하여 변화를 꿈꾸는 모든 이들에게 필요한 변화프로그램이면서 코칭 테크닉이기도 하다. EFT는 자신이 바라고 원하는 목표를 달성하게 해 주며 꿈을 실현하도록 도와주는, 우리 삶에서 없어서는 안 될 생활 필수품의 기능을 겸하고 있다.

EFT는 비록 역사는 짧지만 간단하면서도 높은 효과가 있어, 현재 국내에서는 물론이고 미국을 비롯하여 전 세계적으로 급속도로 보급되고 있는 새로운 자기 변혁 프로그램이기도 하다.

EFT는 인체 내에는 에너지 체계가 있으며 그것은 경락[1]을 타고 흐르는데, 그 에너지의 흐름이 막힐 때 마음이나 몸에 문제나 고통이 생긴다고 설명한다. 그러므로 치료를 한다는 것은 그 막힌 에너지의 흐름을 뚫어 주고 균형을 잡아 주는 것이라고 할 수 있는데 그렇게 하기 위해서는 에너지가 모여 있는 특정한 신체 부위를 손가락으로 톡톡 쳐 줄 필요가 있다고 한다.

또한 EFT는 기본적으로 특정한 신체 부위를 손가락으로 톡톡 치는 방법으로 심리적 · 신체적 통증을 치료하거나 증상을 제거하여 심신의 건강을 도모하고자 하는 목적으로 개발되었기 때문에 때때로 필자는 '톡톡 건강법'이라고 부르기도 한다.

---

1 경락(經絡)이란 한의학이나 동양의학을 이해하기 위한 가장 기본적인 개념으로서 인체 내의 경맥과 낙맥을 아울러 이르는 말이다. 그리고 이것은 전신의 기혈(氣血)을 운행하고 각 부분을 조절하는 통로인데 이 부분을 침이나 뜸으로 자극하여 병을 낫게 한다. 한방 이론에 따르면 인체에는 오장육부가 있는데 이들의 기능이 조화를 이루면 우리 몸도 건강하지만 이들의 조화가 깨지면 병이 찾아와 여러 가지 증세가 나타난다고 한다. 그런데 이 장부의 기능을 항상 조절하는 것은 몸의 내외를 흐르는 에너지(기) 순환계라고 할 수 있는데 그것을 경락이라고 할 수 있다.

앞에서 EFT를 설명하면서 인체의 에너지 체계나 경락과 같은 용어를 사용하였다. 이러한 설명은 동양적인 논리라고 할 수 있는데 서양에서 말하는 인체 에너지의 개념은 동양에서 말하는 기의 개념과 같다고 할 수 있기 때문이다. 그러므로 인체 에너지의 흐름은 기의 흐름과 같은 맥락에서 이해할 수 있으며 경혈을 두드린다는 것은 경혈에 침을 놓는 것과 같은 개념으로 이해할 수 있기에 우리는 EFT를 상당히 친근하게 받아들일 수 있을 것이다.

그러하기에 EFT가 한방에서 많이 받아들여지고 활용되기에 좋은 것은 결코 우연이 아니라 해야겠다.

사실 심신의 건강은 행복한 삶과 성공적인 인생을 살게 하는 기반이 된다. 그러하기에 진정한 행복과 성공을 위해서 많은 사람들이 건강을 추구한다. EFT는 바로 그러한 삶을 살도록 도와주는 새롭고도 쉽고 간편한 기법이다. 그러므로 이는 충분히 성공적인 인생의 반려자가 될 수 있을 것이다.

3. EFT의 특징과 가치

본질적으로 EFT는 일종의 '심리 지압법'(psychological acupressure)이라고 할 수 있다. 다시 말해서 EFT는 한방에서 침 놓는 자리인 경혈에 침을 사용하는 대신에 손가락으로 톡톡 치는 과정을 반복함으로 고통을 경감시키고 동시에 이러한 증상을 치료하고자 하기 때문에 침을 사용하지 않는 침법' 이라고도 할 수 있다.

여기서 손가락으로 톡톡 두드리는 것을 태핑(tapping)이라고 부르기도 한다. EFT는 경혈에 해당하는 신체의 여러 부위를 태핑하면서 증상이나 고통을 경감시키는 기법이므로 태핑은 인체 에너지의 흐름 길인 경락 또는 기의 흐름과 균형을 잡아주는 역할을 한다고 볼 수 있다. 그래서 EFT를 총제척으로 에너지 심리학과 에너지 치료의 일종이라고 할 수도 있는 것이다.

만약 우리가 정서적으로 충격을 받거나 심리적으로 부정적인 경험을 한다면, 또는 부정적인 생각을 하거나 부정적인 경험에 대해서 생각을 한다면 경락의 균형과 조화가 깨지게 되어 있다.

이때 만약 적당한 신체 부위에 태핑을 한다고 할 때 그 태핑 동작은 경락의 부조화나 탈균형 상태를 호전시켜 주며 부정적 정서를 없애는 데 도움이 된다. 그리고 그 효과는 오래 가며 경우에 따라 영구적으로 가기도 한다.

이상과 같은 EFT의 특징을 정리하면 다음과 같다.

(1) 방법이 쉽고 간단하여 어린이와 노인도 쉽게 적용할 수 있다.

(2) 본인의 의지와 상관없이, 치료를 거부하거나 변화 의지가 없는 사람도 효과를 볼 수 있다.

(3) 말을 하지 못하는 사람에게도 적용 가능하다.

⑷ 치료 목적뿐 아니라 인간 생활 거의 모든 범위에 응용할 수 있다.

⑸ 다른 치료 기법과 함께 사용할 수 있어서 누구라도 거부감 없이
편리하게 활용할 수 있다.

⑹ 어떤 경우에나 적용하고 활용하기가 쉽다.

⑺ 타인 치료는 물론이고 자가 치료에도 효과적이다.

이러한 EFT의 장점은 EFT 효과를 경험해 본 사람들은 누구나 안다. 그리고 그 효과가 얼마나 큰지 때로는 믿기 어려울 정도이다. 하지만 EFT가 아직은 우리나라에 많이 알려지지 않은 상태이다. 그래서 오히려 건강과 치료에 관심을 가진 더 많은 사람이 이 기법을 연구하고 적용하는 일에 흥미를 가질 필요가 있다고 생각한다.

사실 EFT는 처음에는 진지하게 받아들이지 않는 경향도 있다. 하지만 좀 더 깊이 들어가 보면 EFT 체계 속에는 공부할 것이 많고 또 적용할 분야가 매우 다양하다는 것을 알게 된다. 그래서 많은 사람이 EFT의 가치에 대해서 이야기하고 또 믿고 있다.

특히 과학자나 의사들이 EFT의 효용성에 대해 소개하는 내용을 보면 더욱 믿음을 갖기가 쉽다. 다음에 나오는 미국의 저명한 학자나 의사들이 EFT를 소개하는 내용을 보자(이 내용들은 www.emofree.com에 소개된 내용을 중심으로 보완한 것임을 밝힌다).

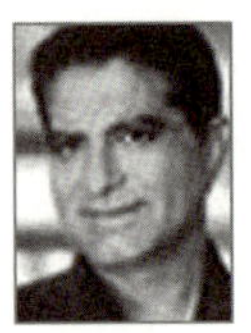

■ **디팩 초프라 박사(Deepak Chopra, MD)** 인도 태생의 미국 의사로서 심신 상관 의학과 대체 의학 분야의 선구자요 영적 지도자이며 〈마음의 기적〉, 〈바라는 대로 이루어진다〉 저자

"EFT의 치유 효과는 대단하다."

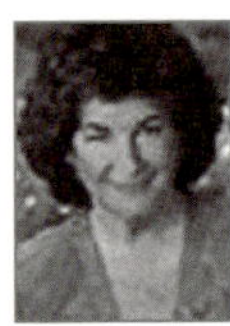

■ **캔디스 퍼트 박사(Candace Pert, Ph.D.)** 아편수용체, 엔도르핀, 펩타이드 분야의 세계적 약리학자요 심신 상관 의학자로서 〈정서의 분자들〉(Molecules of Emotion) 저자

"EFT는 새로운 치유 운동의 최선두에 있다."

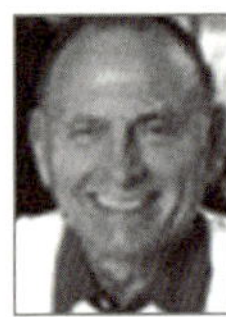

■ **놈 쉴리 박사(Norm Shealy, MD)** 통증 치료 분야의 세계적 권위자로서 〈영혼의 의학〉(Soul Medicine) 저자

"EFT와 같은 경락 치료법들은 치료 비용이 많이 들거나 복잡하다는 문제 없이 좋은 효과를 가져온다."

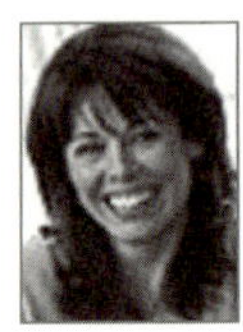

■ **쉐릴 리처드슨(Cheryl Richardson)** 뉴욕타임스 베스트셀러인 〈당신 인생을 위한 시간을 가져라〉(Take Time for Your Life)를 비롯한 여러 권의 책을 쓴 저술가요 개인 코치 및 강연가

"EFT는 21세기를 위한 최고의 치유 도구가 될 수밖에 없다."

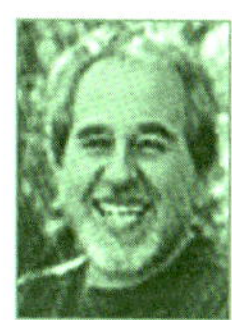

■ 브루스 립튼 박사(Bruce Lipton, Ph.D.) 세계적인 세포생물학자로서 〈신념의 생물학〉(The Biology of Belief) 저자

"EFT는 유전자 활동, 건강, 행동에 크게 영향을 미칠 수 있는 단순하면서도 강력한 기법이다."

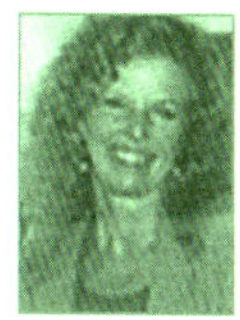

■ 다나 이든(Donna Eden) 인체에너지를 투시할 수 있는 능력을 갖춘 에너지 치유 전문가로 〈에너지 심리학의 약속〉(The Promise of Energy Psychology) 공저자

"EFT는 간단하고 효율적이며 놀라운 효과를 낸다. 나는 초등학교에서 EFT 교육이 이루어져야 한다고 생각한다."

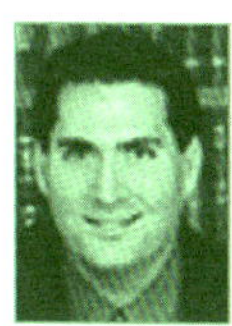

■ 에릭 로빈스 박사(Eric Robins, MD) 비뇨기과 전문의로서 〈당신의 손은 당신을 치유할 수 있다〉(Your Hands Can Heal you) 공저자

"언젠가 의료계는 모든 질병의 85%를 차지하는 주된 원인이 정서적 문제라는 사실을 깨닫게 될 것이다. 바로 그 시점이 되면 EFT는 일차적인 치유 수단의 하나가 될 것이다. 그렇게 되면 환자들은 비용이 많이 들면서도 부작용을 수반하는 약물에 의존하지 않고도 효과적인 도움을 얻을 수 있을 것이다."

4. EFT의 활용과 적용 범위

EFT는 그 효과가 클 뿐 아니라 적용 범위 또한 대단히 넓다. 크게는 심리적인 문제나 장애뿐 아니라 신체적 고통이나 증상에 이르기까지 광범위하게 활용되고 있다. 물론 EFT는 단독으로 활용될 수도 있지만 다른 방식의 상담이나 치료 기법을 적용할 때 부가적으로 또는 보완적으로 활용할 수도 있다.

그래서 일반 심리 상담과 심리 치료 상황에서도 EFT는 효과적으로 활용될 수 있으며 한방 치료 상황, 양방의 통증 클리닉을 포함하여 각종 증상을 다루는 다양한 클리닉 상황에서도 활용이 가능하다. 그뿐 아니라 사회 복지 기관을 비롯한 각종 봉사 및 복지 단체나 기관에서 실제적으로 활용하기가 쉽다.

또한 EFT의 효과가 크긴 하지만 그 효과는 개인차가 있는 것도 사실이다. 그리고 그 효과는 때로는 영구적이기도 하고 경우에 따라서 반영구적이기도 하며 때로는 일시적이기도 하다. 효과의 크기와 지속성은 개인에 따라 심리적 상태, 환경, 생활 습관 등의 여러 가지 요인과 관련되기 때문에 한 마디로 단정하기는 어렵다.

하지만 간단한 EFT 기법 적용의 결과로 최소한 일시적인 고통 경감이나 호전 그리고 치료적 효과를 볼 수 있는 것은 물론이지만 장기적으로는 영구적인 효과를 볼 수 있다는 사실은 국내외에 많은 사례를 통해 증명되고 있다.

EFT는 원래 타인을 위한 것이기도 하지만 사실상 원리와 방법이 간단하여 누구나 쉽게 배우고 쉽게 적용할 수 있는 자가 치료법이기도 하기 때문에 그 적용 범위는 더욱 넓다고 할 수 있다. EFT의 적용 범위가 워낙 넓기에 창시자인 크레이그는 "모든 것에 적용해 보라

(Try on Everything).”라고 하면서 EFT를 모든 문제에 적용 가능함을 시사하였다. 여기에 사람만이 아니라 동물도 포함됨은 물론이다. 왜 냐하면 동물에게도 에너지 체계가 있으며 기가 작용하기 때문이다. 동물병원에서 동물을 치료하고 동물에게도 침술이 적용될 수 있는 것 과 같은 이치라고 하겠다.

실제로 EFT가 적용될 수 있는 분야의 예를 들어 본다면 다음과 같다.

▶ 각종 심리 상담과 치료

불안증, 공포증, 공황 장애, 우울증, 강박증, 망상증, 자신감 결여, 의욕 상실, 목표 의식 부재, 진로 문제, 불면, 비만, 섭식 장애(과식, 폭식, 거식), 각종 중독증(알코올, 담배, 도박, 인터넷, 게임, 관계…….), 각종 트라우마, 과거의 상처와 좋지 않은 기억 등

▶ 각종 신체적 고통이나 증상

각종 통증(두통, 요통, 관절통, 어깨 통증 등), 위장 장애, 심장 장애, 소화 장애, 순환 장애, 대사 장애, 생리 장애, 성 기능 장애, 각종 알레르기 문제, 각종 스트레스성(또는 신경성이나 심인성) 신체 증상 및 장애(당뇨, 암, 혈압, 각종 화병 계통 등)

▶ **학습 및 교육**

집중력, ADHD, 기억력, 시험 불안, 학습 동기와 태도, 학습 및 공부 방법, 진로 문제 등

▶ **경영과 비즈니스**

업무 능력, 리더십, 목표 의식과 관리, 인사 관리 등

▶ **세일즈**

자신감, 커뮤니케이션 능력, 고객 관리 및 스트레스 관리 등

▶ **스포츠**

경기 능력, 경기 불안, 자신감 등

▶ **예술**

공연 능력, 무대 불안, 긴장감, 자신감 등

▶ **인간관계**

대인 관계 능력, 커뮤니케이션 문제, 자신감, 갈등 문제, 대인적 정서 문제 등

▶ **종교**

종교적 갈등과 해결, 종교적 경험 등

▶ **각종 자기 계발**

자신감, 인간관계 능력, 미래에 대한 비전, 성공 마인드, 진로 개발, 목표의식과 계획, 시간 관리 등

이렇게 다양하게 적용되는 EFT와 관련한 더욱 상세한 설명은 VII 장에서 다룰 것이다.

II EFT 발달의 배경과 역사

로마가 하루아침에 이루어진 것이 아니듯 모든 학문적 체계나 기법, 각종 치료 이론이나 기법 역시 결코 하루아침에 만들어지거나 발명되지 않았다. 모든 학문이나 치료 기법의 발달 과정에는 선구자가 있게 마련이다. 그리고 그 선구자의 업적을 바탕으로 제자나 후배가 좀 더 새로운 이론이나 기법을 보태고 개발함으로 기존의 원리나 방법이 업그레이드되는 것이다.

EFT의 원리와 성격을 제대로 이해하기 위해서는 EFT의 발달 배경과 역사를 알아볼 필요가 있다. 왜냐하면 그 과정에서 EFT의 본질과 기법의 타당성을 더 잘 알 수 있고 받아들일 수 있기 때문이다. 그래서 여기서는 EFT의 발달 배경에 대해서 살펴볼 것이다.

1. 동양 의학적 전통

EFT로 알려진 정서 자유 기법은 심리적 자기 조력 기법으로서, 아주 생소하고 새로운 것으로 시작된 것이 아니라 우리에게 이미 익숙한, 자랑스런 가계(家系)를 통해서 탄생하였다. EFT의 근원은 고대 동양의학이나 우리나라 한방의 역사로 거슬러 올라가 찾아볼 수 있으며 특히 침술의 역사와 관련이 깊다. 특히 인체의 경락과 관련하여 인간을 이해하고 질병을 치료하고자 했던 침술을 비롯한 한방의 실제와 무관하지 않다.

침술은 고대로부터 동양의 질병 치료에 주요한 수단으로 사용되어 왔으며 특히 최근에는 우리나라 침술의 우수성이 국제적으로도 크게 인정받고 있는 상황이다. 그리고 미국을 비롯한 서양에서도 침술을 적극적으로 받아들여 현재는 대체의학의 한 방법으로 활발하게 사용하고 있다는 사실은 이미 널리 알려져 있다. 그래서 각종 동양의학이나 한의학을 연구하고 가르치는 교육기관이나 대학들이 크게 발전하고 있다.

동양의학의 패러다임이 서양의학과는 차원이 다르기 때문에 과거에는 서양의학의 입장에서 다소의 비판을 받고 제대로 인정받지 못한 면이 있었지만 최근에는 경락의 존재가 과학적으로 입증되었고 특히 침술의 가치가 공인되어 미국에서는 한국계 한의대를 비롯하여 한방이나 동양의학과 침술을 연구하고 가르치는 학교가 증가하고 있는 추세다.

그러나 기존의 침술은 인간의 신체적인 문제만 다루었지 마음, 특히 정서적인 문제를 다루는 것이 아니었다. 비록 부분적으로 몸을 이완시키고 심한 불안을 경감시키기 위하여 침이 사용되긴 하지만 침술이 정서적인 문제를 직접 치료한다고 볼 수는 없다. 침술은 신체적인 문제를 치료하고자 하는 신체 치료법의 일종이지 심리적 문제를 해결하고자 하는 심리 치료법은 아니라는 사실이다.

2. 근육 신경학

EFT는 '정서적 침법' 또는 '심리적 침법'이라는 말로도 설명될 수 있는데 그 발달 역사를 살펴보면 미국의 조지 굿하트(George Goodheart) 박사와도 관련이 깊다. 그는 잘 알려진 카이로프랙틱(척추교정법) 전문가인데 1964년에 AK라는 특별한 진단법을 개발한 사람이기도 하다. AK는 Applied Kinesiology의 약자로 응용 근육 신경학이라고 할 수 있다.

굿하트 박사는 척추의 정렬 상태보다는 신체의 좋지 않은 자세가 만병의 근원이 된다고 주장하였다. 그리고 호르몬, 혈액, 신경, 임파액 등이 공동으로 근육을 내장과 연계시키며 근육 기능은 신체적, 정서적 건강을 반영함과 동시에 그것을 결정짓는다고 믿었다. 즉 특정 근육은 특정한 장기와 관련이 있기 때문에, 근육이 약해지면 그 근육과 관련 있는 장기의 기능에 이상이 생기고 이로 인해 질환이 발생한다고 여겼다. 따라서 근육에 생긴 문제를 해결하면 관련된 장기의 기능 이상을 완화할 수 있다고 하였다.

굿하트 박사는 1962년에 영국의 침술학회 회장이 쓴 책을 읽고 침술에 대해서 알게 되었다. 그리고 그는 침술이 자신의 전공 분야에도 도움이 될 것이라 생각하였다. 그래서 그는 침술을 본격적으로 공부하여 자신이 개발하고 있던 새로운 방법인 AK를 위한 기초 과목으로 도입하였다. 이 과정에서 그는 침을 놓아야 하는 신체 특정 부위를 침으로 찌르는 대신에 손으로 톡톡 침으로 동일한 효과를 얻을 수 있다는 사실을 발견하였다. 이 방법은 침을 놓는 것이 아니기 때문에 통증이 없고 침을 두려워하는 사람들에게도 도움을 줄 수 있을 것이라고 생각하였다.

이러한 굿하트 박사의 업적에 기초하여 1970년대에는 호주의 정신과 의사인 존 다이아몬드(John Diamond) 박사가 행동 근육 신경학, 즉 BK(Behavioral Kinesiology)라고 하는 더욱 진전된 방식의 치료법을 개발하였다. 기존의 방법이 주로 신체적인 차원만 다루는 데 비해 이 방법은 신체는 물론 심리, 행동, 환경을 포함하는 넓은 의미의 행동적 차원을 다룬다는 면에서 훨씬 포괄적이라고 할 수 있다. 그래서 자신의 방법을 행동근신경학이라는 이름, 즉 BK라는 이름으로 불렀다.

다이아몬드 박사는 이 BK를 통하여 기존의 방법보다 더 흥미 있는 요소를 첨가했는데 그것은 곧 자기긍정문(affirmation)을 사용하는 것이다. 즉 자기긍정문이란 문자 그대로 자기 자신에 대한 긍정적인 생각이나 마음을 표현하는 말이나 문장을 말한다. 이것은 일종의 긍정적 자기암시문이라고도 할 수 있는데, 예를 들면 "나는 잘 할 수 있다", "나는 건강한 사람이다"와 같은 말이다. 다이아몬드 박사는 특정한 침 자리를 만질 때 이러한 자기긍정문을 말하도록 하였다. 그리고 정서적인 문제를 처리할 때도 이런 말을 하도록 하였다. 이러한 그의 노력은 이후에 발달한 경락 치료와 에너지 심리학의 전조(前兆)가 되었을 뿐 아니라 오늘날 EFT 탄생의 기초가 되었다.

3. 로저 칼라한 박사의 TFT

위에서 우리는 EFT 발달의 전조로서 중요한 역할을 했던 AK와 BK에 대해서 설명했지만 사실 EFT가 창시되기까지는 또 다른 역사가 필요했다. 그것은 곧 로저 칼라한(Roger Callahan) 박사의 TFT와 관련한 역사이다.

TFT란 사고장 요법(思考場 療法 : Thought Field Therapy)이라고 번역될 수 있는 특수한 치료법으로 EFT는 바로 이 TFT에 기반을 두고 개발되었다. 그래서 EFT를 제대로 이해하기 위해서는 구체적으로 칼라한 박사의 TFT에 대해서 알아보는 것이 필요하다.

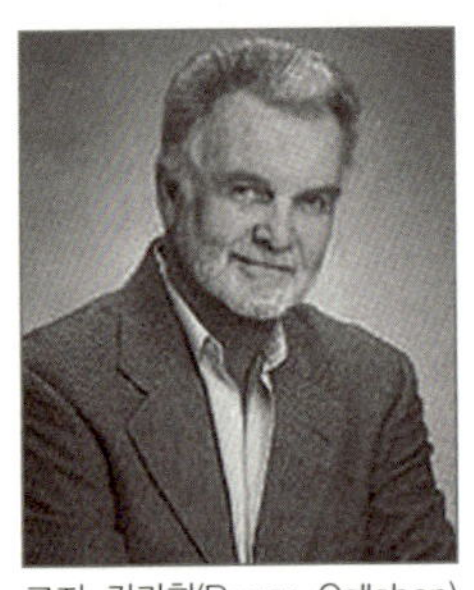

로저 칼라한(Roger Callahan) 박사

TFT와 관련해서는 이미 국내에서도 칼라한 박사의 〈몸을 두드려 마음을 치료하는 TFT 5분 요법〉(이한기 역, 정신세계사, 2002)이라는 책이 출간되어 어느 정도는 소개되었다. 그리고 세계적으로는 물론이고 국내에도 TFT를 가르치는 전문가들이 일부 있는 것이 사실이다.

그러나 EFT가 TFT에 기반하여 발전하였다고 하지만 TFT는 그것과는 비교가 되지 않을 정도로 간단하고 편리하기에 훨씬 활발하고 광범위하게 보급되고 있다. 사실 앞에서 BK와 관련하여 설명할 때 심리적 문제를 다루기 위해서 침점을 두드린다고 했는데 이 개념이 좀 더 광범위하게 적용되기 위해서는 그 이론이나 방법이 더욱 체계화될 필요가 있었다. 이 과정에서도 심리학자인 칼라한 박사의 공헌은 절대적이었다. 바로 그러한 점 때문에라도 우리는 EFT 역사에서 칼라한 박사의 노력과 업적을 결코 무시할 수가 없다. 이에 대해서는 다른 항목에서 다루기로 한다.

4. TFT를 보완하기 위한 노력

칼라한 박사로부터 TFT를 공부하던 몇몇 사람은 바로 그러한 의문을 품고 답을 찾기 위해 노력하고 있었다. 그 과정에서 증상마다 다른 공식을 외워서 공식에 따라 타점을 치는 대신에 모든 증상에 적용할 수 있는 공식으로 치료 효과를 얻을 수 있다면 누구나 실시하기가 쉽다는 점을 생각하게 되었다.

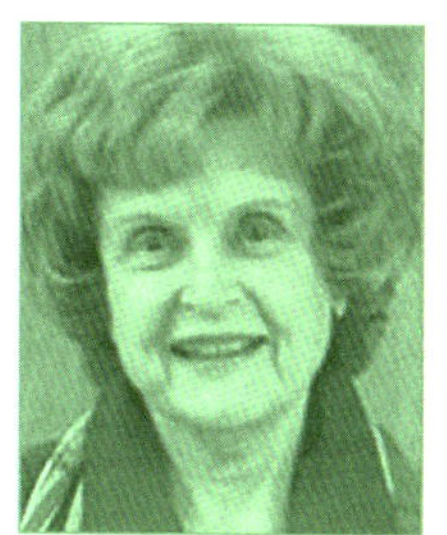
패트리샤 캐링턴(Patricia Carrington) 박사

그러한 생각을 하게 된 대표적인 사람은 게리 크레이그라는 공학도와 심리학자인 패트리샤 캐링턴(Patricia Carrington) 박사이다. 그 둘은 전혀 모르는 사이였으며 서로의 생각에 대해서 들어 보지도 못한 관계였다. 그런데 공교롭게도 그들은 동일한 결론에 이르렀다. 그것은 곧 증상에 따라 다르게 사용하는 복잡한 여러 공식을 사용하지 않고 단일 공식만으로도 훌륭한 효과를 얻을 수 있다는 것이었다.

1987년, 캐링턴 박사는 TFT에 기초하여 단일 공식에 의한 두드리기 방법을 개발하였고 그것을 '아큐탭'(Acutap)이라고 명명하고 자신의 환자에게 그리고 워크숍에서 사용하였다. 이 방법에서는 의도적으로 근력 테스트 같은 진단법을 사용하지 않고 다만 환자에게 모든 타점을 두드리게만 했다. 이와 같은 과정을 통해서 과거에는 불가능했던 많은 환자에 대한 치료가 가능하였다.

그녀는 1984년 이래로 현재까지 뉴저지의 로버트 우드 존슨 의과대학(UMDNJ-Robert Wood Johnson Medical School)의 임상교수로 일하고 있으며 한때 프린스턴 대학교 심리학과 교수로 재직하기도 하였다. 그녀는 스트레스 관리와 자기 계발 분야에서 책 네 권을 출간하였다.

한편 칼라한 박사의 1기 제자였던 게리 크레이그 또한 칼라한과는 다른 방법으로 환자를 치료할 수 있는 방법, 즉 단일 공식의 기법을 고안해 냈다. 물론 칼라한 박사는 자신의 방법을 변형시키는 것을 인정하지 않았기에 두 사람은 결별할 수밖에 없었다. 그리고 결과적으로 크레이그는 정서 자유 기법(Emotional Freedom Techniques : EFT)이라고 명명한 자신의 간단한 방법을 확립하고 1990년대 초부터 그것을 가르치기 시작하였다. 이제 EFT는 에너지 심리학 분야에서 가장 영향력 있는 방법으로 자리를 잡았다. 그리고 캐링턴 박사는 EFT가 아큐탭보다 더 우수한 특징을 갖고 있는 것이 판명되었기에 자신의 방법을 버리고 전적으로 EFT를 사용하게 되었다.

한편 캐링턴 박사는 2000년에 크레이그도 인정한 EFT의 변형이면서 EFT를 업그레이드시키고 그 범위를 확대시킨, 'EFT 선택 기법'(EFT Choices Method)을 개발하여 그것을 EFT와 함께 자신의 웹사이트 www.masteringeft.com를 통해 보급하고 있다.

5. 게리 크레이그와 EFT의 탄생

EFT는 TFT를 체계적으로 공부했던 칼라한의 제자 게리 크레이그

(Gary Craig)가 기존의 TFT를 좀 더 개선하고
연구한 결과 탄생한 것이다. 크레이그는 원래
스탠포드 대학교를 졸업한 엔지니어 출신이
다. 그리고 그는 자기 계발 분야에 대한 관심
이 많은 사람으로 NLP를 비롯하여 다양한 자
기 계발 기법을 배우고 있었다. 그와 같은 과

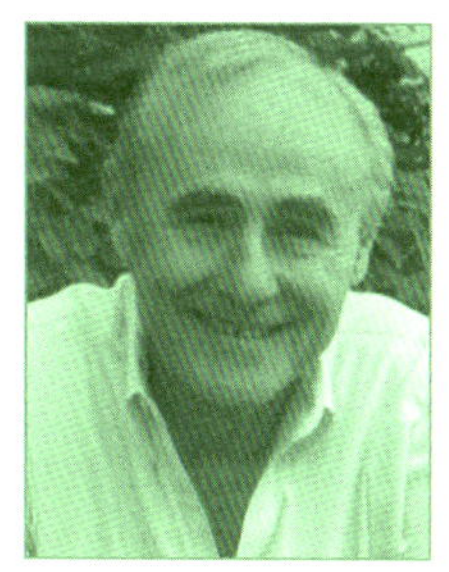

게리 크레이그(Gary Craig)

정에서 1990년대 초에 칼라한 박사 밑에서 TFT를 공부하게 되었다.
그는 비록 TFT가 크게 도움이 되었지만 TFT에 만족할 수 없다고 생
각하고 TFT가 갖는 몇 가지 한계나 단점을 보완하는 차원에서 EFT
를 개발하였다.

크레이그가 TFT에 불만을 느낀 것 중 대표적인 것은 증상에 따라
다르게 적용되는 여러 가지 공식이었다. 여기서 말하는 공식이란 두
드려야 하는 타점의 순서를 말하는 것이다. 그렇기 때문에 TFT에서
는 그러한 타점의 순서를 모두 기억해야 하는 불편함이 따랐다. 그러
나 크레이그는 다양한 공식을 통합하여 한 가지 공식으로 만들었고
이로써 치료하는 시간을 매우 절약할 수 있도록 하였다.

실제로 TFT에서는 문제 또는 장애의 종류에 따라 치료 공식이 두
가지 이상 있는 경우가 있다. 불안증을 예로 들면, '단순 불안'을 위
한 치료 공식이 있고 '복합 불안'을 위한 치료 공식이 있다. 또한 '단
순 트라우마'를 위한 치료 공식과 '복합 트라우마'를 위한 치료 공식
이 따로 준비되어 있다. 이렇게 하는 이유는 단순한 장애와 복합 장애

는 조금씩 다른 치료 방법이 필요하다고 생각하기 때문이다.

그러므로 TFT에서는 자신에게 맞는 치료 공식을 선택하도록 주의해야 한다고 가르친다. 올바른 선택은 공포증이나 정신적 외상과 같은 장애에서 아주 중요하다. 일반 공포증을 위한 치료 공식이 있지만, 거미 공포증, 폐소 공포증, 비행기 여행 공포증 등에 대한 처방은 따로 준비되어 있다. 트라우마는 '단순 트라우마'와 '복합 트라우마'를 위한 치료 공식으로 나뉘는데, 다시 '복합 트라우마'에는 복잡한 요소들이 추가될 수 있다. 예를 들면, '복합 트라우마 + 분노', '복합 트라우마 + 죄의식'을 위한 치료 공식이 각각 다르다. 따라서 자신의 문제에 가장 적절한 치료 공식을 선택해야 한다.

이렇게 볼 때 실제로 TFT에서는 공식이 복잡하고 절차도 많아서 불편함이 컸다. EFT에서는 이러한 단점을 단일 공식으로 정리하였다.

아울러 크레이그는 두드려야 하는 타점의 횟수도 줄였다. 왜냐하면 각 경락은 다른 경락과 직접 또는 간접적으로 연결되기 때문에 모든 경혈을 다 두드리지 않아도 다양한 경락의 경혈을 두드리는 효과를 발휘한다고 보았기 때문이다. 사실상 EFT에서의 치료는 경혈에 해당하는 타점을 두드리는 것으로 이루어지기 때문에 EFT는 태핑(두드리기) 기법(tapping techniques)이라고도 할 수 있다.

한편 TFT에서는 두드리는 타점의 순서가 틀리면 안 된다고 가르친다. 그러나 크레이그는 타점의 순서와 상관없이 필요한 몇 가지 타점만 두드려도 치료 효과가 발휘된다는 사실을 알아냈다. 그 외에도 다른 차이점들이 있지만 EFT는 기존의 TFT에 비해서 간편하고 경제적인 것이라고 할 수 있다.

EFT는 인간의 모든 고통은 결국 부정적 정서의 결과이기 때문에 부정적 정서로부터 자유를 얻는 것이 곧 고통에서 벗어나는 것이라는 것에 초점을 두고 있다. 그리고 부정적 정서는 심리적인 문제뿐 아니라 신체적인 문제와도 관련되기 때문에 EFT는 모든 심신의 문제에 효과를 준다고 할 수 있다.

오늘날 EFT는 미국뿐 아니라 세계 여러 나라로 보급되고 있다. 그리고 다양한 전문가들이 EFT를 가르치고 각종 분야에서 EFT를 활용하면서 발전시키고 있다.

크레이그는 EFT를 통하여 실제적으로 많은 사람을 치료하였다. 시간이 많이 걸리고 복잡한 칼라한의 방법에 비해 간단한 방법으로 효과를 높일 수 있는 EFT는 오늘날 수많은 사람에게 보급되었다. 왜냐하면 크레이그는 EFT의 이론과 방법을 가르치는 실제의 워크숍 장면을 녹화하여 DVD로 제작하고 그것을 매뉴얼과 함께 배포함으로 적은 비용으로 누구나 쉽게 따라할 수 있는 독특한 보급 시스템을 발달시켰기 때문이다. 그의 홈페이지 www.emofree.com은 바로 그러한 것을 가능하게 한 본산이 되었다. 그 결과로 EFT는 자연 건강과 에너지 심리학의 선도적인 치유 기법으로 자리를 잡게 되었다.

III EFT의 이론적 배경

EFT의 원리를 제대로 이해하기 위해서는 이론적 배경을 아는 것이 중요하다. 그러므로 여기서는 EFT의 이론적 배경을 알고, EFT가 심신의 고통이 어디서 오는지, 문제 해결을 위해서는 어떻게 하는 것이 좋은지 구체적으로 살펴볼 것이다.

1. TFT 사고장 요법

여기서는 EFT의 이론적 배경을 잘 이해하기 위해 그 기원이라 할 수 있는 칼라한 박사와 TFT에 대해 구체적으로 알아볼 것이다. 칼라한 박사는 기본적으로 심리학자이면서도 다양한 대체 의학 내지 보완 요법에 대한 관심을 갖고 동양의학을 비롯한 다양한 에너지 치료 분야를 공부하였다. 우리는 칼라한 박사와 그가 개발한 TFT를 통해 EFT의 이론적 배경을 좀 더 자세히 이해할 수 있게 될 것이다.

칼라한 박사는 불안장애를 전문으로 취급하는 임상 심리학자였다. 그는 미시건 대학교를 졸업하고 미국의 시라큐스 대학교에서 임상 심리학으로 박사 학위를 받은 후에 이스턴 미시건 대학교와 미시건 대학교에서 심리학 교수로 재직하였으며 '결혼과 가족 치료' 분야의 전국적인 학회 회장을 맡았으며 개인 심리 치료 클리닉을 운영하기도 한 정통 심리학자였다.

그는 미국 결혼 및 가족 치료 심리학자 아카데미(President of the American Academy of Psychologists in Marital and Family Therapy)와 미시건 학교 심리학자 학회(Michigan Society of School Psychologists) 회장을 지냈다. 또한 그는 디트로이트, 뉴욕, 로스앤젤레스 등지에서 개업 심리학자로 일을 하였다.

한편 칼라한 박사는 라디오와 텔레비전, 특히 굿모닝아메리카, CNN, 이브닝 매거진 등의 메이저 프로그램 등에서 전국적으로 TFT

를 소개하였으며 NBC의 유명한 필도나휴 쇼에서는 칼라한 박사를
집중적으로 소개한 바 있다.

▶ TFT의 학문적 기초

TFT 개발에 기초가 된 것은 양자 물리학, 생물학, 침술, 동양의 기
이론, 임상 심리학 등의 학문 및 임상 분야라고 할 수 있으며 특히
AK, 침술, NLP, 뇌과학 등도 TFT를 이해하는 중요한 분야라고 할
수 있다. 우리나라에서는 칼라한 박사와 TFT가 〈몸을 두드려 마음을
치료하는 TFT 5분 요법〉(이한기 역, 정신세계사, 2002) (Tapping the
Healer Within, 2002)이라는 책에서 소개된 바 있으며[2] 전 세계적으로
TFT는 웹사이트 www.tftrx.com를 통해 활발하게 보급되고 있다.

칼라한 박사는 비록 정통 심리학자로 학문적 활동을 하면서도 전통
적인 심리 치료의 한계를 절감하고 더 나은 치료법을 찾거나 배우는
일에 열심이었다. 그 과정에서 동양의 침술이나 경락에 대해서뿐 아
니라 AK에 대해서도 공부를 하였다. 이 분야에서 얻은 지식으로 직
접 또는 간접으로 TFT를 개발하는 일에 활용할 수 있었다.

사실 전통적인 서양의 심리 치료법은 생각보다 효과가 적으면서 시
간이 오래 걸리기 때문에 많은 전문 치료자들조차 스스로 실망을 하

---

[2] 그의 주요 저서는 다음과 같다. It Can Happen to You: The Practical Guide to Romantic Love, The
Callahan Anxiety Pictures, The Five Minute Phobia Cure, The Anxiety Addiction Connection,
The Rapid Treatment of Panic, Agoraphobia and Anxiety, and Why Do I Eat When I'm Not
Hungry? Stop the Nightmares of Trauma, Tapping the Healer Within.

거나 더 나은 심리 치료법을 갈망하게 마련이다. 그러나 누구든 오랫동안 배우고 사용하던 것을 버리고 새로운 것을 연구하고 배운다는 것은 쉬운 일이 아니지만 칼라한 박사의 경우는 그것이 가능하였다.

칼라한 박사는 새로운 것을 배우는 과정에서 특히 AK를 공부하는 가운데 심리학자답게 심리적 문제를 처치할 수 있는 태핑(tapping), 즉 두드리기 과정을 더욱 정교하게 체계화하였다. 이 과정에서 그는 환자로 하여금 '문제'에 집중하게 하면서 침 자리를 태핑하거나 톡톡 치는 방법들을 생각해 냈다. 그는 만약 환자가 자신이 처한 불안이나 공포에 집중하면서 침 자리를 톡톡 쳐나간다면 그 불안은 제거될 수 있으며 경우에 따라 그 효과는 영구적일 것이라고 믿었다.

물론 칼라한 박사의 이 새로운 방법은 경락에 대해서 상세히 공부한 후에 정립이 되었지만 사실상 정확한 임상적 적용이 가능했던 것은 지극히 우연한 경험에서 출발했다. 그리고 그 경험은 곧 EFT 발달의 직접적인 전조가 되기도 했다. 그 경험의 내용은 다음과 같다.

▶ 메어리의 물 공포증 치료 사례

칼라한 박사가 TFT를 개발하게 된 직접적인 계기는 1980년에 우연히 겪었던 일에서 시작되었다. 그는 지독한 물 공포증을 갖고 있는 자신의 환자이자 내담자인 메어리(Mary)를 상담하고 있었다. 1년이 넘도록 상담을 하고 있었지만 그녀의 증상이 호전되지 않아 칼라한 박사는 내심 크게 실망하고 있었다.

　사실 메어리는 물 공포증 때문에 일상적인 활동조차 불가능한 정도였다. 물이 가득 찬 욕조에서 목욕을 할 수 없는 것은 물론, 자신의 아이들을 목욕시킬 수도 없었다. 샤워는 할 수 있었지만 극도로 긴장한 상태에서 금방 끝내야 할 정도로 물 공포가 심했다. 칼라한 박사는 자신이 아는 모든 치료법으로 메어리를 치료하고자 노력하였으나 매번 허사에 그치고 말았다.

　그러나 그는 물 공포와 관련하여 "명치 부위에서 심한 두려움이 느껴진다."고 말한 메어리 말을 듣고 곧바로 침술의 경락과 경혈을 생각하였다. 즉 메어리의 말은 명치 쪽의 위장 부위에서 신체 에너지, 즉 기 흐름에 문제가 생겼다는 것으로 해석될 수 있었던 것이다. 그리고 눈 아래 부분에는 위장 경락이 지나간다는 것을 생각하고 그는 곧바로 메어리에게 말했다. "눈 아래 부분, 여기를 두드려 보세요. 물에 대한 공포를 생각하면서 이곳을 몇 번 두드려 보세요."

　사실 칼라한 박사가 그렇게 말했을 때는 어떤 믿음이 있었기 때문이 아니다. 그냥 즉흥적으로, 어느 정도는 자포자기한 심정으로 말했을 뿐이었다. 그러한 박사의 말을 메어리는 행동으로 옮겼다.

　메어리가 칼라한 박사의 말대로 눈 아래 부분을 약 2분간 두드렸을 때 일어난 결과는 정말 뜻밖이었으며 엄청났다. 그렇게 오랫동안 메어리를 괴롭히고 또 치료되지 않았던 물 공포증이 치료된 것이다. 이에 새로운 용기를 얻은 칼라한 박사는 메어리가 치료된 원리를 면밀히 검토하면서 다른 사례에도 이 새로운 원리가 적용될 수 있을지를 본격적으로 연구하기 시작하였다.

사실 메어리를 통하여 확인된 두드림의 효과는 특정한 침점을 자극하면 신체적 조건뿐만 아니라 정서적 상태에 변화가 생긴다는 정신의학자인 존 다이아몬드 박사의 초기 발견과 일치했으며 그 영향을 받아 칼라한 박사는 다른 공포증도 치료하기 위하여 특정 경혈을 체계적으로 두드리면 어떨지, 그 가능성을 계속 연구해 보기로 결심하였다.

그런데 칼라한 박사의 새로운 기법에 대한 연구가 진행되던 초기에는 생각보다 성과가 적어서 실망스러웠다. 일부의 사례에서 놀랄 정도의 효과를 보이는 경우도 있긴 했으나 모든 공포증에서 메어리의 사례와 같은 결과를 보이진 않았다. 하지만 그 사례는 심리학의 새로운 시대를 여는 중요한 전환점으로 인식되기에는 충분했다.

▶ TFT의 탄생

칼라한 박사는 메어리를 치료하는 데 성공한 이후 초기에는 많은 실패를 경험하였으나 이에 굴하지 않고 더 깊은 연구와 임상 실험을 통해서 증상의 종류에 따라 다른 경혈을 두드리는 것을 시도했을 때 효과가 있다는 사실을 알게 되었다. 이러한 과정에서 그는 자신이 경험하고 발견한 사실에 근거하여 그 나름의 치료 이론과 기법 체계를 세울 수 있었고 그것이 최종적으로 사고장 요법이라는 TFT를 탄생시키게 되었다.

또한 그는 TFT를 개발하면서 특히 증상과 관련한 핵심 구절을 소리내어 반복적으로 되뇌이면서 신체의 특정한 지점을 체계적으로 두드리는 새로운 기법을 적용하게 되었다. 이 새로운 기법은 환자의 정서적 상태를 긍정적으로 바꾸어 주었음은 물론 전통적인 치료법으로는 듣지 않는 심리적 문제를 치료하는 데 활용될 수 있었다.

TFT의 핵심 개념은 역시 '사고장(thought field)' 이라는 것이다. 이 개념은 '생각은 곧 에너지' 라는 점을 전제로 하는 개념이다. 아인슈타인이 모든 것이 곧 에너지라는 점을 밝혔듯이 생각 또한 에너지이기에 사고장이란 바로 특정의 생각 에너지가 응집된 생각의 파장이라고도 할 수 있다.

그런데 특히 부정적인 생각에 바탕을 둔 사고장 안의 '활성 정보'는 신체의 내부 에너지 흐름을 방해하고 심리적 동요를 일으켜서 결국 마음과 몸의 건강을 해치게 된다고 할 수 있다. 따라서 사고장 요법이란 것은 신체 에너지, 즉 기의 흐름길인 경락을 따라서 존재하는 특정한 신체 부위(경혈)를 손가락으로 두드려서 우리 신체의 생체 에너지장에 영향을 미치게 하며 부정적 사고장의 교란 현상을 파괴함으로써 인체에너지 흐름을 바로 잡아주고 건강을 도모하는 치료법이라고 할 수 있다.

칼라한 박사는 그의 새로운 방법을 헌신적으로 연구하였다. 그는 AK의 임상 관찰에 근거하여 자신의 새로운 방법을 고안했기 때문에 새로운 치료에서도 근력 테스트를 사용하였다. 그는 또한 후속적인 실험을 거친 후에 서로 다른 다양한 정서적 문제에 맞는 특정한 침 자리 계열을 사용하는 계획을 생각해 냈다. 그는 모든 정서적 문제에 적합한 침 자리 계열이 있을 것이며 특정한 개인에 대한 그 계열의 적합성 또는 정확성을 근력 테스트를 통하여 확인할 수 있을 것이라고 생각하였다.

후에 그는 자신이 '공식(algorithm)' 이라고 부른 일련의 타점 계열을 고안해 냈다. 그것은 다양한 정서적 문제를 치료하기 위하여 그 문제에 맞는 공식에 따라 타점을 치게 하는 것이다. 칼라한 박사는 그러한 방법을 처음에는 자신의 이름을 따서 '칼라한 기법' 이라 불렀고 후에는 TFT로 바꿔 불렀다. 그는 이후 몇 년 동안에 자신의 임상에서 뛰어난 치료 성과를 올릴 수 있었다.

그렇지만 많은 사례에서 탁월한 효과를 보였음에도 TFT에는 결점이 있었다. 타점의 적합성을 알아보기 위한 근력 테스트는 때로는 성가시고 귀찮게 여겨질 뿐 아니라 그 과정에서 신뢰할 만한 근력 테스트 전문가가 필요하다는 점 때문에 TFT의 방법은 자가 치료법으로는 적절하지 못한 것으로 보였다. 그뿐 아니라 그가 말하는 정확성이라는 것이 반드시 필요한 것인지에 대해서도 확실하지 않았다.

그래서 다음과 같은 의문이 생길 수 있다. 만약에 모두 12타점으로 구성된 타점, 즉 경혈 자리를 모두 (또는 그에 상응하는 다른 신체 부위를) 두드린다면 어떻게 될까? 그렇게 하면서 근력 테스트를 제외한다면? 그렇게 한다면 모든 문제가 해결될 수 있을까? TFT가 효과가 있음에도 많은 의문이 제기된 것은 어쩌면 당연한 현상이었는지 모르며 그것은 곧 TFT 이후의 역사를 예고하였다. 그 결과 그에게서 TFT를 배웠던 제자들에 의해 TFT의 단점을 보완하고 좀 더 효율성을 기할 수 있는 새로운 방법들이 개발되었는데 대표적인 것이 바로 EFT였다.

2. 인체의 에너지 체계와 기

EFT의 원리를 이해하려면 기본적으로 에너지 체계로서의 인체를 제대로 이해할 필요가 있다. 여기서는 에너지 체계와 그와 관련한 기에 대해서 알아보고자 한다.

▶ 에너지 체계로서 인체의 성질

인체는 에너지 체계로서 전기적 성질을 띠고 있다. 이러한 사실은 어떠한 생물학이나 생리학 교과서뿐만 아니라 심리학 교과서를 보더라도 쉽게 알 수 있다. 또한 일상생활에서도 그러한 사실을 자주 경험할 수 있다. 예를 들어 자동차의 문 손잡이를 잡을 때, 옷을 입으려 할 때, 옷감이나 천에 손이 닿거나 스칠 때 또는 접촉하는 순간에 그러한 전기적 현상을 경험하곤 깜짝 놀라게 된다.

이와 같은 경험은 바로 정전기라는 특수한 전기 현상 때문이다. 정전기란 말 그대로 '정지되어 있는 전기'이다. 물체는 마찰 등 외부의 힘을 받으면 전하를 띠게 된다. 이것들은 어느 한 곳으로 몰리면서 양

(+) 또는 음(−) 전하를 띤다. 이 전하들이 전깃줄과 같은 도체를 타고 흐르는 것이 우리가 아는 전기다. 하지만 전하가 흐르지 못하고 한 곳에 머물러 있는 것이 바로 정전기이다.

이 정전기도 많이 쌓이거나 도체와 닿으면 즉각 흐르려는 성질을 갖고 있다. 겨울철에 자동차 문이나 출입문 손잡이를 잡는 순간 찌릿찌릿해서 깜짝 놀랄 때, 모직 스웨터를 벗을 때 몸에 달라붙거나 머리카락이 서는 현상들이 모두 정전기 때문이다.

만약 우리가 뜨거운 난로를 만진다면 즉시 뜨거움과 함께 통증을 느끼게 된다. 이러한 현상은 신경을 타고 뇌로 전달되는 전기적 작용 때문이다. 우리가 이처럼 물체에 접촉하는 순간 즉시 통증을 느낄 수 있는 것은 통증이 전기의 속도로 이동하기 때문이다. 끊임없이 전달되는 전기 신호에 의해서 우리는 몸 주변에서 일어나는 다양한 일들

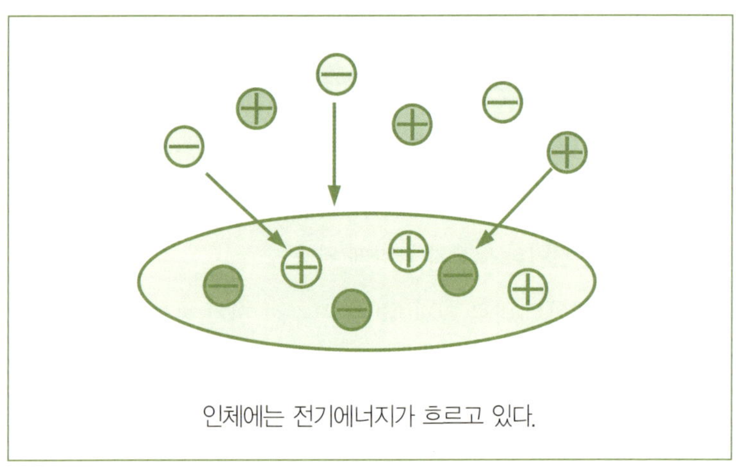

인체에는 전기에너지가 흐르고 있다.

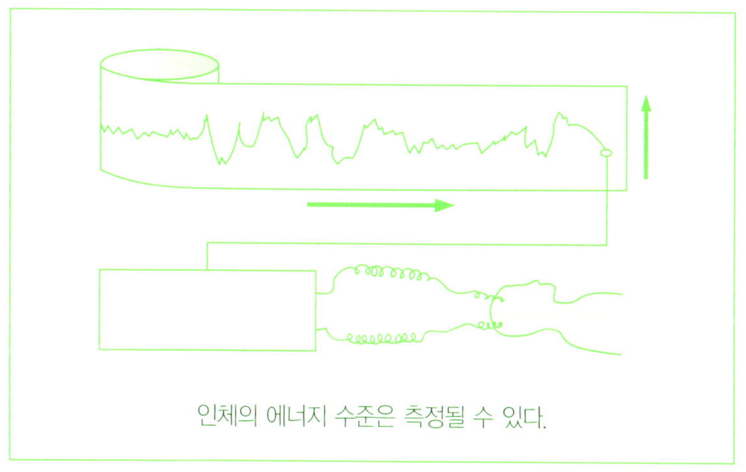

인체의 에너지 수준은 측정될 수 있다.

을 느끼고 알게 된다. 그렇기 때문에 이러한 전기 에너지의 흐름이 없다면 오감, 즉 보고 듣고 촉감을 느끼고 맛보고 냄새 맡는 일을 할 수 없게 될 것이다.

인체 내의 전기적 작용을 보여 주는 또 다른 증거로는 뇌전도(腦電圖, EEG), 심전도(心電圖, EKG)를 들 수 있다. 뇌전도는 뇌의 전기적 활동, 심전도는 심장의 전기적 활동을 각각 기록하는 장치이다. 이러한 장치들은 오랫동안 의료계에서 사용되어 왔으며 TV나 영화에서도 흔히 볼 수 있다.

인체의 전기 체계는 신체 건강에서 중대한 기능을 수행한다. 에너지의 흐름이 멈춘다는 것은 곧 죽음을 의미할 정도로 그 중요성이 크다. 그런데 인체의 에너지 체계라는 개념은 결코 새로운 것이 아니다. 사실상 인류는 이러한 전기 현상에 대해서 오래 전부터 알아왔다. 특히 동양에서는 이미 5천여 년 전에 인체 내의 복잡한 에너지 회로를 발견하고 그것을 경락이라는 이름으로 부르면서 건강과 치료를 위한 수단으로 활용하였다. 경락이란 바로 동양의학 또는 한의학의 기본 개념이다.

▶ 기 과학

앞에서 설명한 인체의 에너지나 체계라는 것을 동양적 관점으로 봤을 때는 일종의 기(氣)에 해당하는 것으로 볼 수 있다. 서양에서는 기에 대한 개념이 없기 때문에 그것을 에너지라고 보았고 그래서 생체에너지라는 뜻에서 영어로 bio-energy, vital energy, life energy 라는 용어로 사용해 왔다. 그러나 표현만 다를 뿐이지 인체 에너지란 결국 동양의학에서 말하는 기라고 볼 수 있는 것이다.

서양 의학적 개념으로 에너지의 흐름이 멈춘다는 것은 동양의학적인 사고로는 '기가 막히는 것'으로 볼 수 있고 따라서 기가 막히면 병이 생기고 그것이 심화될 때 곧 죽음에 이른다고 생각하였다. 물론 경락이나 에너지의 흐름 또는 기의 흐름은 육안으로 보이지 않는다. 그것은 TV나 다른 전자제품 안으로 흐르는 전파를 눈으로 볼 수 없는 것과 같은 이치다. 눈으로는 보이지 않지만 소리나 영상으로 나타나는 현상이나 작용을 보고 전기나 전파가 있다는 사실을 안다.

이상과 마찬가지로 EFT를 통해서도 인체 내에 에너지가 흐른다는 사실을 알 수 있다. 왜냐하면 우리는 단순히 경혈이나 타점을 두드림

청궁
권료
천용
천창
견중유
견외유
병풍
노유
곡원
견정
천종
소해
지정
양노
양곡
완골
후계
전곡
소택
경락을 따라 에너지(기)가 흐른다. 이것은 동양의학의 기본 이론이다.

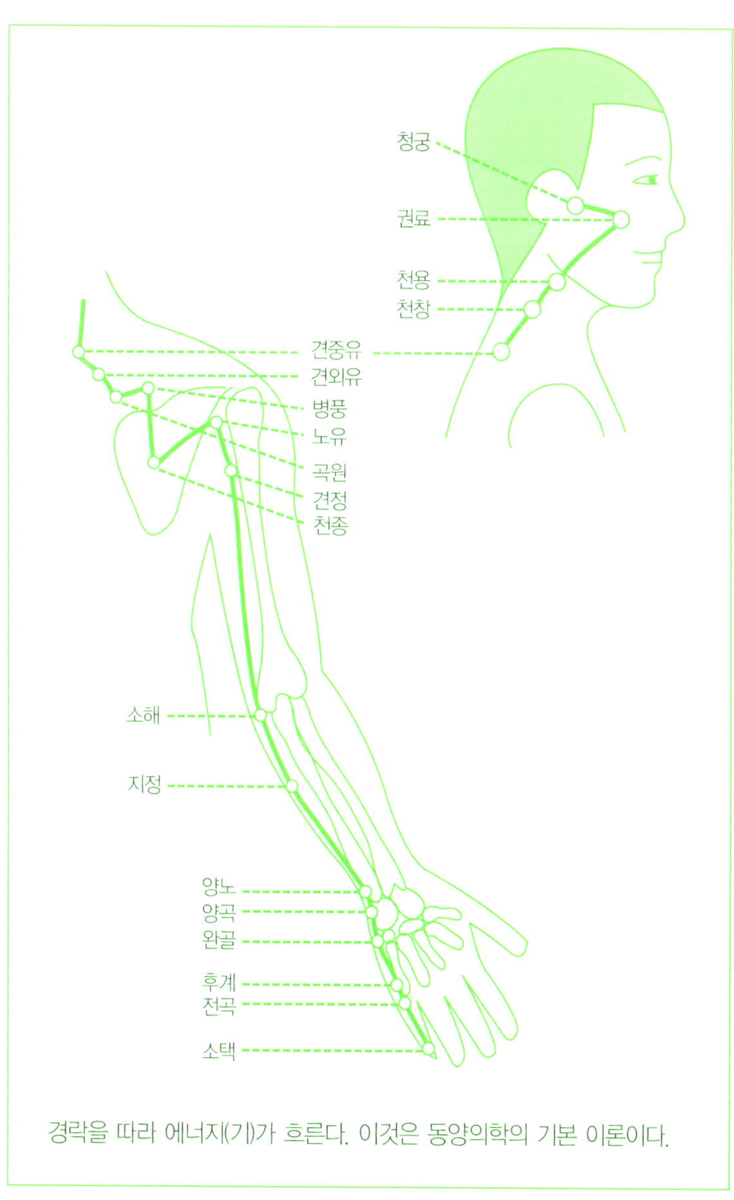

에너지 체계의 흐름

으로 정서 및 신체 건강상의 큰 변화를 경험할 수 있기 때문이다. 이러한 변화는 인체 내에 에너지 체계가 없다면 일어나지 않을 일이다. 서양의학에서는 인체의 화학적 반응 차원에만 관심을 기울였고 최근에 이르기까지 미미하지만 강력한 에너지의 흐름에 대해서는 관심을 두지 않았다. 그럼에도 불구하고 에너지는 존재하기에 수많은 연구자가 이에 대해서 지속적인 연구를 하고 있다.

▶ 에너지 심리학

오랫동안 보건 분야의 전문가나 임상가들은 그러한 생체 에너지 체계를 치유 차원에서 어떻게 활용할 수 있을지 그 방법을 찾아왔다. 그래서 침법, 마사지 요법, 카이로프랙틱(척추 교정 요법)과 같은 것을 개발하고 활용해 왔다. 사실, 동양은 말할 것도 없고 서양에서도 경락을 중심으로 치료하는 방법들이 '에너지 심리학[3]' 이라는 이름으로 많이 발달되어 있으며 아울러 그러한 내용을 소개하는 책자도 많이 출판되고 있다. 지금도 인터넷을 통해서 경락을 활용하는 치료법을 찾아보면 다양한 치료법들이 있음을 알 수 있다.

---

3 에너지 심리학(Energy Psychology)은 에너지 체계와 정서, 인지, 행동 및 건강과의 관련성을 연구하는 새로운 심리학의 한 영역이라고 할 수 있다. 이것은 인체 내에서 작용하는 기의 흐름과 신경계의 전기적 활동을 직접적으로 다루는 원리와 방법을 포함한다. 에너지 심리학은 특히 심신에 대한 동양적 접근과 서양 심리학을 결합한 것이라고 할 수 있다. 특히 이것은 인체의 에너지 시스템, 즉 기 체계를 활용하는 원리와 방법을 다루는 심리학이라고 할 수 있다. 에너지 심리학에 포함될 수 있는 것으로는 TFT와 EFT를 비롯하여 요가의 차크라 치료, 눈동자 움직임을 통하여 심리 치료를 하는 EMDR(Eye-Movement, Desensitization and Re-Processing) 등을 꼽을 수 있다. 기존의 전통 심리학은 대화나 말을 통하여 상담과 심리 치료를 하는 방향으로 발달하였지만 에너지 심리학은 인체 에너지 체계를 변화시키는 방법을 통하여 심리적 변화와 신체적 치료를 꾀하고자 한다는 데 특징이 있다.

▶ 양자의학

한편 오늘날 양자의학이라
는 이름으로 새로운 의학 분
야가 발전하고 있다. 양자의
학이란 기존의 전통적 서양의
학의 한계를 극복하기 위하여
전인 건강과 전인 치료를 목

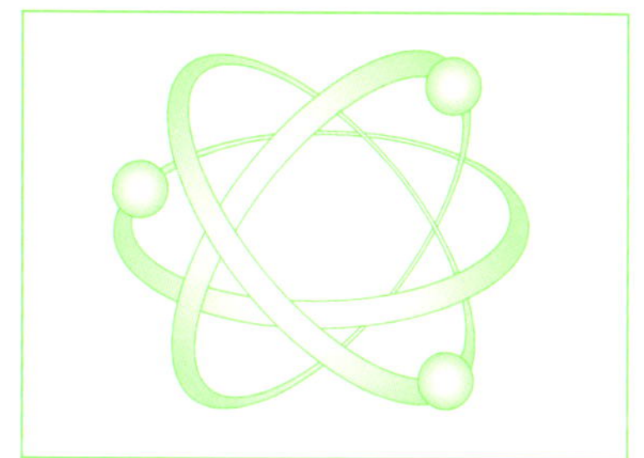

표로 하여 발달한 것이다. 우리나라 양자의학의 선구자이며 권위자인
강길전[4] 박사는 특히 양자의학 분야를 연구하면서 의학의 체계를 다
음과 같이 세 분야로 나누었으며 이들 분야가 모두 통합될 때 진정으
로 전인 치료가 가능하다고 보았다. 그 세 분야는 생의학, 정보-에너
지의학, 심성의학이다.

기존의 서양 의학은 오직 인간의 몸을 생물학적인 차원, 기계론적
차원에서 다루었기 때문에 인체 내에 작용하는 에너지나 정서를 포함
하는 마음의 차원에 대해서는 소홀히 하거나 무시하는 경향이 있었
다. 그래서 실제로 생물학적 원인이 없는 에너지, 즉 기의 문제, 정서
를 포함하는 마음의 문제들로 인해 발생하는 증상이나 질환에는 제대
로 대처하지 못함은 물론 치료 효과 또한 제대로 발휘하지 못했다. 그
러나 양자의학에서는 그러한 생물학적 서양의학의 한계를 보완하는

---

4 강길전 (2007), 《양자의학 : 자연의 신비와 그 치유력의 비결》, 서울, 월간환경농업.

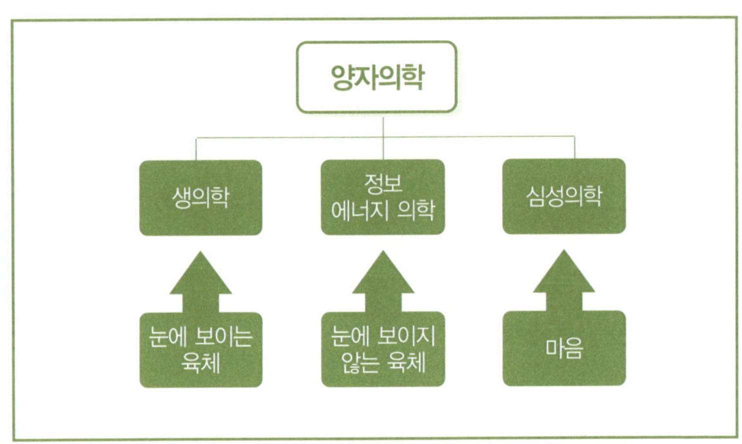

양자의학

차원에서 정보-에너지 차원과 마음의 차원을 포함하여 인간의 질병과 건강의 문제를 통합적 관점에서 보고자 한다.

　EFT와 관련하여 양자의학을 논할 때 특히 주목할 부분은 바로 정보-에너지 의학이다. 즉 이 부분은 눈에 보이지 않는 육체를 다루는 의학인데 핵심은 인체를 에너지 체계로 보고 그 에너지 체계에 이상이 생기면 질병이 생긴다고 보는 관점이다. 이러한 관점에서 본다면 치료를 위해서는 에너지 체계의 흐름을 바로잡아야 한다는 결론이 성립한다. 그리고 이 EFT 이론에서는 인체의 국소 부위를 치료함으로 인체의 모든 부위의 질병을 치료할 수 있다고 하였다. 이와 같이 본다면 이러한 에너지 의학은 동양의 기 치료 원리와 맥을 같이 한다고 볼 수 있다.

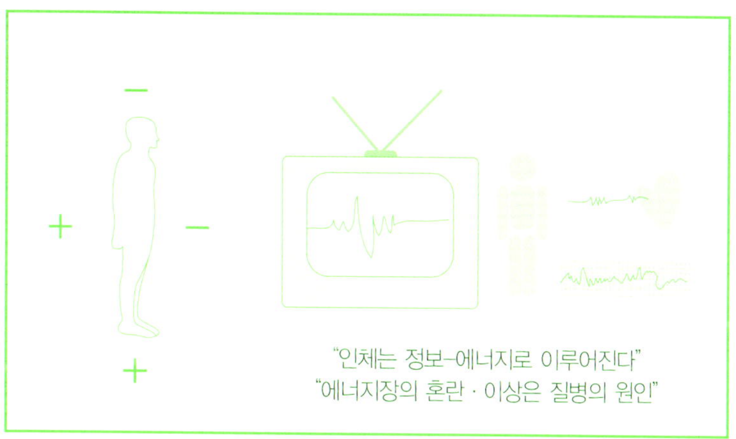

정보-에너지 의학

3. 인체의 자연치유력과 면역력

EFT가 효과적인 치료 효과를 불러올 수 있는 것은 인체에 내재된 자연치유력과 면역력을 증진시키기 때문인 것으로 알려져 있다. 왜냐하면 EFT를 통해서 인체의 에너지 체계가 균형을 이루거나 바로 잡힐 때 인체 내에 있는 자연치유력과 면역력은 저절로 활성화되기 때문이다.

자연치유란 문자 그대로 '자연적으로 치유되는 것'을 말하며 자연치유라는 말을 할 때 우리는 당연히 인체의 자연치유력을 연상하게 된다. 그 자연치유력이란 인체가 갖고 있는 고유의 능력을 말하며 인체는 스스로 자기를 치유할 수 있는 내적인 힘을 갖고 있다는 것을 의미한다. 따라서 자연치유란 인체가 그렇게 자발적으로 또는 저절로 스스로를 치유할 수 있는 내적인 힘을 발휘하게 함으로써 치유하는 것을 말한다. 대체의학이나 보완의학 분야에서는 그러한 자연치유력을 극대화하는 차원에서 질병을 치료하고자 한다.

고대 그리스 사람으로서 현대 서양의학의 아버지인 히포크라테스(BC 460~BC 377)는 '병을 낫게 하는 것은 자연'이라는 대전제하에 "내 몸을 고치는 진정한 의사는 내 몸 안에 있다."라고 하였고 "모든 질병은 환자의 내적인 자연치유력이 고치는 것이지 약이나 의사가 고치는 것이 아니다."라고도 하였다. 또한 그는 "우리 몸 안에 있는 자연치유 능력이야말로 질병의 진정한 치유이다."라고 말했다.

우리가 간혹 실수로 다치거나 넘어져서 피부에 상처가 생기는 경우 역시 피부조직이 파손되어 피가 나기도 하지만 결국은 저절로 상처가 회복된다. 우리는 어릴 때부터 이러한 경험을 무수히 해 왔다. 요즈음은 병원도 흔하고 약품도 다양하게 개발되어 있어서 다치면 즉시 병원엘 가거나 약을 바르지만 약품이 귀한 시절에는 약을 바르지 않더라도 시간이 지나면 어차피 상처는 아물고 낫곤 했다. 이러한 예는 바로 인체가 갖고 있는 자연치유력 때문이라고 할 수 있다.

자연치유란 따지고 보면 우리 몸에 내재하는 놀라운 재생력과 치유력을 통하여 자연적으로 회복되고 치유되는 것을 말한다. 우리 몸에는 상처가 생길 때마다 자기 진단과 자기 수정(修正)을 통해 그것을 바르게 되돌려 놓는 기능을 하는 능력이 있다. 이러한 능력을 자연치유력이라고 부른다.

사실 서양의학적인 바탕에 기초하여 이루어지는 현대의학은 전체 질병의 일부분 정도를 제대로 치료하고 있다고 한다. 반면에 80%에 해당하는 질병들은 현대의학적 처방과 치료로는 다루어지지 않는 것들로 알려져 있으며 그러한 질병들은 결국 환자 자신의 자연치유력을 극대화함으로 회복될 수 있다고 하겠다.

예를 들어 이완 반응으로 유명한 미국 하버드 대학교의 의과대학 교수인 허버트 벤슨 교수는 오직 25%의 질병만이 현대의학의 방법으로 치료될 수 있고 75%의 질병들은 의학적인 방법보다는 신념과 같은 마음의 작용으로 인해서 저절로 낫거나 개선될 수 있는 것이라고 말했다.

또한 건강에 미치는 심리적 요인을 중시한 세계적인 NLP 전문가인 맥더모트와 오커너는 현대의 의학적 기술과 처방 및 병원 제도의 발전이 건강 지수에 영향을 끼칠 수 있는 정도는 10%가 채 못 된다고 하면서 나머지 90%에 해당하는 건강 관련 문제는 의사가 영향을 미치거나 통제하기 어려운 요인들에 의해 지배를 받고 있는데 그것은 운동량, 사회적 조건, 식사 습관, 공기의 질과 같은 사회적·환경적 조건 및 개인의 라이프 스타일에 의해 결정된다고 단정지었다.

그뿐 아니라 영국의 저명한 의사이며 혈압 연구로 유명한 피커링은 "의사가 진료하는 환자 중 90%는 치료 효과가 불분명하거나 그들에게 맞는 특별한 치료법이 없다."라고 함으로 현대의학의 한계를 간접적으로 지적하였다.

이상과 같은 점들을 고려할 때 현대의학은 인체의 자연치유력을 별로 고려하지 않고 있음을 알 수 있으며 바로 그러한 이유로 인해 많은 경우, 진정한 치료의 가능성을 제대로 살리지 못하고 있는 것으로 보인다. 그러므로 오늘날 현대의학이 최고도로 발달하고 있다 하더라도 자연치유는 그 중요성이나 가치가 클 수밖에 없다고 말하지 않을 수 없다.

한편 인체의 자연치유력과 함께 면역력 또한 질병 치료를 위해 중요한 역할을 한다. 면역체계는 자율 신경계, 내분비계와 함께 사람의 몸 전체를 통하여 영향을 미치는 중요한 생물학적 체계이다. 이것은 박테리아나 바이러스 같은 외부로부터의 항원과 종양 세포와 같은 내부로부터의 항원에서 인체를 방어함으로 인체가 건강을 유지할 수 있도록 하는 것을 주된 기능으로 삼는다. 면역체계는 뇌의 경우와 마찬가지로 아주 복잡하다. 그것은 병원균을 몰아내고 감염균과 '싸우며' 인체 내의 자원을 동원하는 기능을 수행하는 군대와 같은 역할을 수행한다고 할 수 있다.

오늘날 많은 사람이 경험하는 현대병들은 특히 스트레스와 함께 건강하지 못한 생활 습관이 주된 원인으로 알려져 있다. 그런데, 바로 그러한 이유들로 인해서 면역력이 저하되며 면역력 저하는 곧 건강을 잃게 만들고 질병에 노출되는 결과를 초래한다. 결국 질병으로부터 벗어나고 건강을 제대로 유지하기 위해서는 면역력을 높이는 일이 중요함을 알 수 있다.

EFT는 바로 그러한 면역력을 높이는 데 크게 기여할 수 있도록 증상을 완화시키거나 심신의 건강을 증진하는 일에 기여한다고 볼 수 있다.

4. EFT의 기본 명제

앞에서 인간의 모든 고통은 부정적 정서의 결과이기 때문에 부정적 정서로부터 자유를 얻는 것이 곧 고통에서 벗어나는 것이라고 했다. 그러나 여기서 한 걸음 더 나아간다면 모든 부정적 정서의 원인은 신체 에너지 체계, 즉 기의 혼란이라고 할 수 있다. 그래서 EFT에서는 이와 같은 점들을 기본 명제로 삼고 있다.

> ### EFT 기본 명제
> 모든 부정적 정서의 원인은 인체 에너지의 혼란이다.

앞에서도 상세하게 소개한 바 있는 TFT의 고전적인 사례인 메어리의 물 공포와 관련하여 위의 명제를 설명해 보자. 그녀가 공포를 느낄 때 위장 경락을 통하여 흐르는 에너지가 혼란에 빠진 것이었다. 그러한 에너지의 혼란이나 불균형이 바로 그녀로 하여금 강한 부정적 정서, 즉 고통을 느끼도록 유발한 것이다. 그리고 눈 밑 부분을 톡톡 두드림으로써 경락으로 자극을 보낼 수 있었고 그 결과 에너지 체계의 혼란을 바로 잡을 수 있었다. 결국 에너지 경락이 균형을 잡는 순간에 부정적 정서, 즉 두려움이 사라진 것이다. 바로 이러한 내용 속에는 앞으로 우리가 원치 않는 정서들을 사라지게 하기 위하여 배워야 할 강력한 원리가 숨어 있다.

이제부터 기본 명제에 대해서 좀 더 구체적으로 검토해 보자. 먼저, 이 명제가 말하지 않는 것이 무엇인지에 대해 주목해 보라. 즉, 이 명제는 개인이 경험한 과거의 트라우마적 경험에 대한 기억 때문에 부정적 정서가 유발된다고는 하지 않는다. 심리학에서 즐겨 사용하는 개념인 트라우마(Trauma)란 기본적으로 충격적인 경험과 함께 그 경험으로 인해서 마음에 상처를 입는 것을 의미한다.

따라서 트라우마적 경험이란 어린아이가 부모나 다른 성인으로부

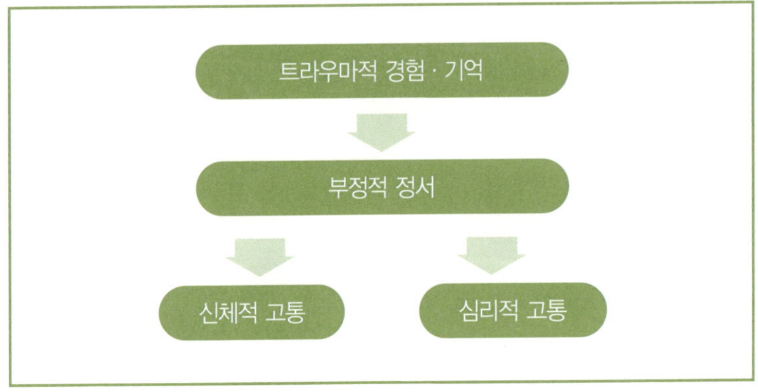

전통적 심리학의 고통에 대한 설명

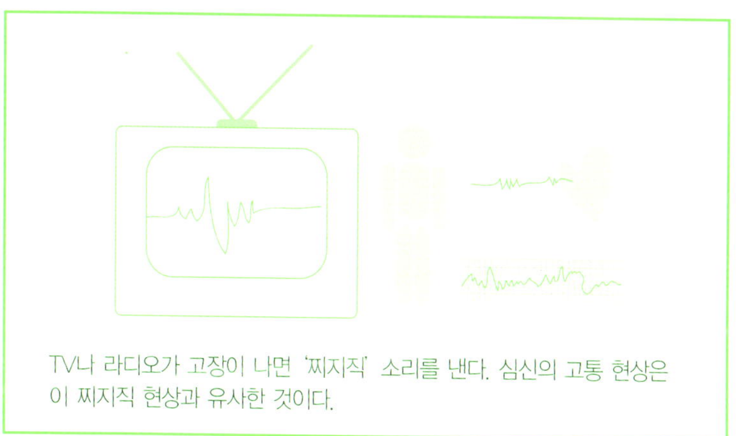

에너지 체계의 혼란

터 심하게 학대를 당하는 경우에 경험되는 것일 수도 있다. 이 외에도 부모를 잃음, 교통사고를 비롯하여 감당하기 어려운 사고를 당함, 적절한 보호와 사랑을 받지 못함, 배신당함, 버려짐, 외톨이가 됨 등 무수한 예를 들 수 있다.

전통적인 심리학에서는 66쪽 그림과 같이 트라우마적 경험이나 그 경험과 관련한 기억 때문에 부정적 정서가 생긴다고 가정한다.

하지만 EFT의 입장에서는 위의 그림에서와 같이, 인체의 에너지 흐름이 방해를 받거나 혼란에 빠질 때 우리의 심신은 고장난 TV처럼 '찌지직' 소리를 내면서 정상적인 기능을 하지 못하게 된다고 본다. 그렇다면 치료를 한다는 것은 그 '찌지직' 현상을 없애는 것이라고 할 수 있는데 이를 위하여 EFT에서는 경혈을 톡톡 두드리는 작업을 한다. 이것은 텔레비전의 부품을 갈거나 수리를 하는 원리와 같다. 경

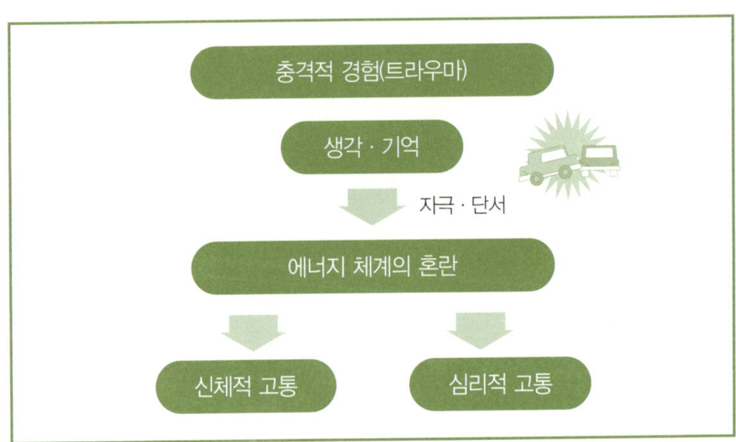

EFT 고통 유발 메커니즘

혈을 톡톡 두드림으로 에너지 흐름을 바로 잡는다는 것은 혁명적인 발상이기에 크레이그는 EFT 기법을 "노벨상을 받을 만한 획기적인 기법"이라고까지 자평하였다.

그렇다면 전통심리학에서 가정하는 내용, 트라우마적 경험에 대한 기억이 부정적 정서를 일으키는 직접적인 원인이 된다는 말은 틀린 이야기에 불과한 것일까? 그렇지는 않다. 다만 그러한 인과관계가 성립되기 위해서는 중간 단계의 논리, 즉 인체 에너지 체계의 혼란이라는 개념이 더 추가되어야 한다. 환언하면 정서적 고통의 직접적인 원인은 곧 '찌지직' 현상으로 표현될 수 있는 에너지 체계의 혼란인데, 이와 같은 내용들은 위의 그림에 잘 나타나 있다.

위 그림에서 볼 수 있듯이 만약 과거의 생각이나 기억이 인체 에너지 체계의 혼란을 유발하지 않는다면 부정적 정서는 생길 수 없다. 그렇기 때문에 어떤 사람들은 과거에 대한 부정적 기억 때문에 고통을 당하지만 다른 사람들은 그런 고통을 당하지 않고 지나간다. 이 두 부류 사람들의 차이는 어떤 사람들은 특정의 기억 상태에서 에너지 체계의 혼란을 경험하지만 다른 사람들은 그렇지 않다는 것이다.

이렇게 본다면 '과거 기억을 치료' 하는 전통적인 방식은 중요한 무엇인가를 놓치는 꼴이 된다. 즉 결과적으로 그것은 생각이나 기억의 문제만 언급하고 그것으로 인한 에너지 체계의 혼란과 같은 문제는 무시하는 우를 범하는 것이다. 바로 이러한 이유 때문에 전통적인 심리 치료에서는 과거 기억을 치료하는 가운데 문제의 진정한 원인인 에너지 체계의 혼란을 다루지 않음으로 상처를 악화시키는 결과가 생기게 된다.

사실, 치료 상황에서 과거의 기억을 생생하게 떠올리게 함으로 오히려 에너지 체계의 혼란을 더욱 부채질하는 수도 있다. 그래서 내담자는 치료 과정에서 더 큰 고통을 겪게 된다. 그래서 문제를 더욱 악화시키는 경우가 생긴다. 만약 과거 기억 대신에 에너지 체계의 혼란 문제가 다루어지면 상대적으로 고통은 거의 없다. 에너지 체계가 균형을 취하게 되고(적절한 태핑을 통하여), 부정적 정서 대신 내적 안정 상태가 자리를 잡게 된다. 이로 인해 진정한 원인이 처리되었기 때문에 회복이 빨리 이루어진다. EFT를 통해서 이러한 일들은 반복적으로 일어난다.

이제 다시 기본 명제를 생각해 보자. 이 명제에는 모든 내용이 다

포함된다는 사실에 주목하라. 기본 명제는 모든 부정적 정서의 원인이 인체 에너지 체계의 혼란이라는 것이다. 부정적 정서에 해당하는 것으로는 두려움, 공포, 불안, 비탄, 분노, 우울, 트라우마적 기억, 트라우마 이후에 경험하는 스트레스 장애, 걱정, 죄책감 등을 들 수 있다. 그뿐 아니라 스포츠, 사업, 공연 예술 분야에서 사람들이 흔히 경험하는 모든 부정적 정서까지 포함된다. 그러니까 우리가 삶에서 경험하는 부정적 정서가 다 포함된다고 볼 수 있다.

이상의 논리를 다시 다른 각도에서 설명하자면 앞에서 언급한 모든 부정적 정서는 동일한 원인 때문에 유발되는데 그것은 바로 인체 내에서 이루어지는 '찌지직' 현상이다. 그렇기에 표면적으로 드러나는 증상이 어떠하든 상관없이 모두 비슷한 방식으로 치료가 된다.

결국 다양한 부정적 정서들의 원인은 트라우마, 죄책감, 두려움, 혹은 운동 선수가 경험하는 슬럼프 상태에서 각각 작용하는 원인들과 동일하다고 하겠다. 이런 모든 문제를 치료하기 위해서 사용되는 일반적인 방법은 똑같다. 이러한 '단일 원인론' 이야말로 우리에게는 기쁜 소식이 아니겠는가? 우리는 그동안 증상이 다르면 원인이 다르다는 논리에 너무 익숙해져 왔기 때문에 각각의 증상에 필요한 다른 치료법을 배우느라 힘든 시간들을 보냈다. 그러나 어떤 문제든 오직 한 가지 원인이 있기 마련이라는 사실을 알고 그 원인을 없애는 방법을 알면 치료법이 얼마나 명쾌하고 단순해지겠는가?

Ⅳ EFT의 과정과 기법

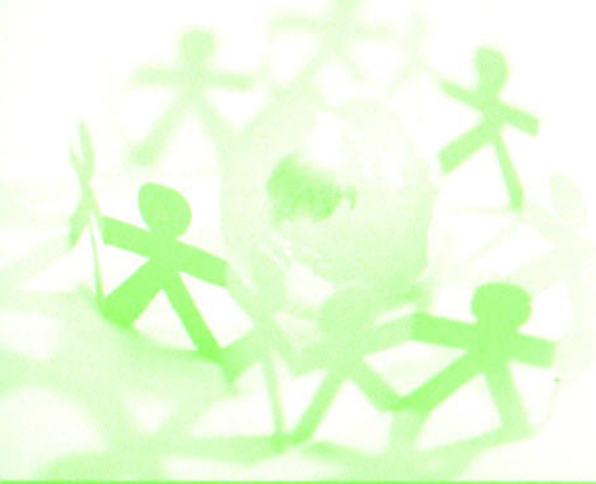

EFT가 적용되기 위해서는 먼저 문제가 확인되어야 한다. 다시 말해서 EFT 기법을 적용하기 위한 목표가 구체적이고도 분명하게 정의되어야 한다. 그런 다음에는 기본 치료 과정이 적용된다. 기본 치료 과정은 모든 EFT 치료 상황에서 공통적으로 적용되는 기본적인 치료 과정 또는 절차를 말한다.

EFT란 앞에서도 언급했듯이 원칙적으로 손가락으로 타점을 두드림으로 치료적 효과를 얻고 건강을 도모하고자 하는 특수한 방법이다. 그러므로 손가락 두드리기가 EFT의 기본적인 치료 수단이 된다.

한편 EFT에서 전체적으로 치료가 이루어지는 과정과 절차는 다른 치료법에 비해서 비교적 단순하다. 그러나 굳이 몇 가지로 구분해 본다면 기본 치료 과정(Basic Recipe), 보충 치료 과정(Adjustments), 단축 과정(Shortcourse), 교정 과정, 응용 과정을 들 수 있다. 이들 기법들 중에서 기본 치료 과정을 제외한 나머지 기법들은 각각 그때 그때의 상황에 따라 선택적으로 적용될 수 있다.

한편 EFT 기법을 적용하는 전체적인 과정은 다음 그림과 같이 표시될 수 있을 것이다.

이 그림에 따르면 EFT가 적용되기 위해서는 먼저 문제가 확인되어

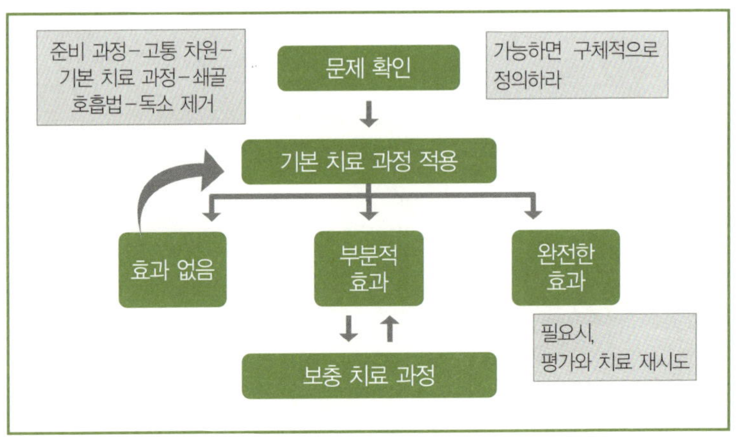

EFT-모형도

야 한다. 다시 말해서 EFT 기법을 적용하기 위한 목표가 구체적이고도 분명하게 정의되어야 한다. 그런 다음에는 기본 치료 과정이 적용된다. 기본 치료 과정은 모든 EFT 치료 상황에서 공통적으로 적용되는 기본적인 치료 과정 또는 절차를 말한다. 다시 말해서 기본 치료법은 일련의 과정과 절차로 이루어지는데, EFT 치료를 한다는 것은 이 기본 치료법의 절차에 따라서 손가락 두드리기 기법을 적용하는 것을 의미한다.

그런데 기본 치료 과정이 적용되었을 때 생길 수 있는 결과는 완전한 효과를 보거나, 부분적 효과를 보거나 아니면 전혀 효과를 보지 못하는 세 가지 경우 중 한 가지이다.

만약 완전한 효과를 보는 경우에는 치료 과정을 마쳐도 될 것이다. 그리고 추가적인 치료가 필요하다고 판단된다면 평가를 한 후에 재시도를 할 수도 있을 것이다.

그러나 부분적 효과가 있다면, 추가적인 보충 치료가 필요하다는 의미가 된다. 따라서 이런 경우에는 보충 치료 과정을 적용해 볼 수 있을 것이다. 보충 치료 과정은 기본 치료 과정을 적용했으나 만족스러운 결과를 얻지 못했을 때 추가적으로 몇 차례 더 기본 치료 과정을 되풀이하는 것을 말한다.

마지막으로 전혀 효과가 없을 경우가 문제다. 이런 경우에는 여러 가지 기본적인 요소, 특히 준비 과정, 고통의 차원, 독소와 같은 요소들을 고려하면서 처음의 기본 치료 과정을 다시 반복해야 할 것이다.

이러한 문제들에 대해서는 뒤에서 더 상세하게 설명할 것이다.

한편 EFT에는 단축 과정이란 것이 있다. 이것은 기본 치료법을 적용하는 데 드는 시간을 절약하기 위하여 기본 치료법에서의 특정한 과정을 생략함으로 전체 치료 과정을 단축하는 방법을 말한다. 교정 과정은 기본 치료법을 적용하였지만 치료적 효과가 잘 나지 않을 때 적용하는 기법을 말한다.

다시 말해서 교정 과정은 교정을 위한 치료 과정이라고 할 수 있다. 마지막으로 응용 과정은 특수한 문제를 치료하고자 할 때 적용되는 기법을 말한다.

이제 이들 각각의 과정에 대해서 좀 더 구체적으로 알아보자.

1. 기본 치료 과정

모든 요리에는 조리하는 순서와 절차가 있듯이 EFT 기본 치료법에도 일련의 과정과 절차가 있다. 요리를 하는 경우에 그 과정과 절차가 순서대로 잘 지켜질 때 제대로 된 음식이 만들어지듯이 EFT 치료에서도 정해진 과정과 절차를 지키는 것이 중요한 것이다.

기본 치료 과정은 아주 쉽고 간단하다. 일단 과정 자체를 암기한다면, 불과 1분 정도의 시간 안에 1회전 작업을 마칠 수 있으며 많은 경우에 치료 효과를 볼 수 있다.

기본 치료 과정은 네 단계를 거치는데 그 단계는 준비 단계(The Setup), 제1차 기본 두드리기 단계(The Sequence), 손등 두드리기 단계(The 9 Gamut Procedure), 제2차 기본 두드리기 단계(The Sequence)이다. 이를 그림으로 나타내면 다음과 같다.

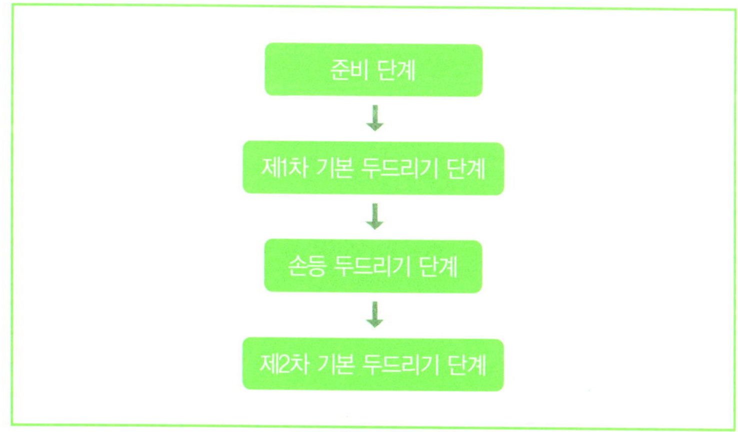

기본 치료 과정

이상과 같은 기본 치료 과정의 단계에 대해서 하나씩 설명하면 다음과 같다.

▶ 준비 단계

준비 단계는 본격적인 치료를 위한 단계이다. 이 단계는 볼링 게임에서 기계가 10개의 핀을 정리하는 것과 같다. 볼링은 10개의 핀을 비금속성 공을 굴려서 쓰러뜨리는 실내 경기인데 선수가 공을 굴리게 되면 공에 맞은 핀들이 쓰러지게 된다. 그런 다음 남은 핀을 향해 다시 공을 굴려서 핀을 쓰러뜨리는 경기를 계속하게 되는데 이때 자동적으로 기계가 작동함으로써 쓰러진 핀을 모두 수거하여 제자리에 다시 똑바로 세우게 된다.

EFT의 준비 단계도 이와 마찬가지다. 즉 그 다음에 이어질 기본 두드리기 과정이 원만하게 이루어질 수 있는 심리적 준비를 갖추는 단계가 바로 준비 단계라고 할 수 있다. 그래서 준비 단계가 마무리되어야 본격적으로 치료 과정을 밟을 수 있다. 실제적으로 이 준비 단계가 마무리되면 혼란 상태에 있던 인체 내의 에너지 체계가 제자리를 잡게 된다. 볼링 게임에서 핀들이 제자리에 정리되어 자리를 잡고 있어야 게임이 이루어질 수 있듯이 인체의 에너지 체계 또한 제자리를 잡고 정리가 되어야 치료 작업이 제대로 이루어질 수 있다는 이야기다.

사실상 인체의 에너지 체계는 쉽게 외부의 영향을 받아서 교란되거나 혼란에 빠지기 쉽다. 그래서 경혈을 두드리는 치료 작업의 효과를 방해하는 결과를 초래하게 되기에 만약 에너지 체계의 혼란 현상이 존재한다면 치료 전에 그 부분을 해소하고 정리를 해야 한다. 그러므로 준비 단계는 바로 그러한 에너지 체계의 혼란을 제거하고 정리하는 단계라고 할 수 있다.

이상의 논리를 다르게 비유하면 에너지 체계의 혼란은 에너지의 양극(+)과 음극(−)의 극성이 뒤바뀐 상태를 의미한다고 할 수 있다. 예를 들어, 배터리를 사용하는 어떤 전기 제품에 배터리가 반대 방향으로 연결되어 있다면 그 제품은 작동하지 않을 것이다. 배터리가 양극과 음극으로 방향과 위치에 맞게 연결되어야만 기계가 작동하게 된다. 인체도 이와 마찬가지다.

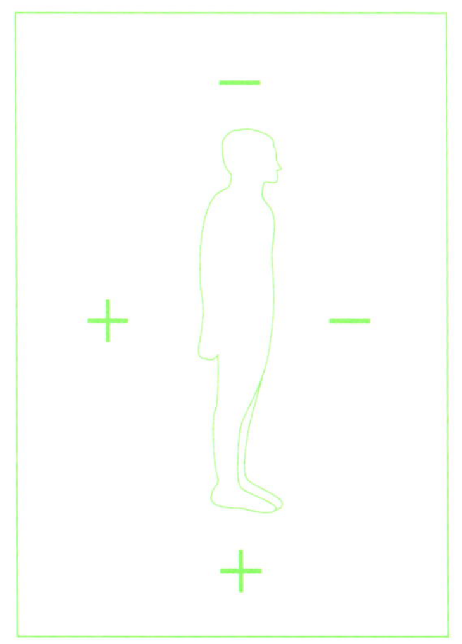

　그런데 만약 인체 내에서 극성이 뒤바뀌면 에너지가 제대로 흐르지 않고 문제가 생긴다. 이와 같은 현상을 EFT 용어로는 '심리적 반전(Psychological Reversal)'이라고 부른다. 그러나 의미상으로 봤을 때는 그것은 무의식적 저항 현상과 관련된다. 즉 그것은 마음의 무의식 차원에서 변화 작업이나 치료 작업에 대해서 동의하지 않고 거부하기 때문에 생기는 현상이다. 그래서 여기서는 '무의식적 저항' 또는 '저항 무의식'이라 부르고자 한다.

　무의식적 저항이란 회복이나 문제 해결을 방해하는 무의식의 부정적 신념을 부르는 말로서 칼라한 박사에 의해 명명된 용어이다. 칼라한 박사는 만약 치료 과정에서 무의식적 저항이 존재한다면 몸 안의 에너지 체계가 반대 방향으로 작용하기 때문에 우리가 원하는 치료적 효과나 변화가 일어나지 않게 된다는 이론을 수립하였다. 그리고 이 심리적 저항은 40% 정도 발생하는 것으로 파악하였다.

　하여간 그러한 무의식적 저항은 모든 치료 상황이나 개인 생활에

작용하고 나타나는데 바로 그러한 이유 때문에 어떤 질병은 고질적인 질병이 되고 변화나 치료를 위한 노력을 해도 제대로 성과를 거두지 못하며 통상적인 치료가 제대로 이루어지지 못하게 된다. 일반적으로 비만 치료를 위하여 다이어트를 하고 술, 담배를 비롯하여 약물과 같은 각종 물질에 대한 중독 증상을 치료하고자 노력하지만 그것이 제대로 효과를 거두지 못하는 이유도 바로 마음속의 무의식적 저항 때문이다.

한편 무의식적 저항은 무의식 차원에서 자기 패배적이며 부정적인 사고 때문에 생긴다. 그래서 일반적으로는 사람들이 그것의 존재 여부에 대해서 제대로 알지 못한다. EFT 치료에서는 평균적으로 무의식적 저항이 작용하기 때문에 EFT 효과가 정상적으로 발휘되지 못하게 하는 방해 작용이 일어나는데 그 비율은 40% 정도 된다고 한다.

그런데 그러한 저항은 개인에 따라 차이가 있어서 어떤 사람에게서는 별로 나타나지 않지만 어떤 사람들에게서는 많이 나타난다. 비록 무의식적 저항이 많이 있는 사람의 경우도 그것의 존재와 관련하여 특이한 느낌이나 내적 경험이 없기 때문에 잘 모르고 지나치게 된다. 실제적으로 아주 긍정적인 사람에게서도 무의식적 저항은 있을 수 있다.

요컨대 무의식적 저항이 있

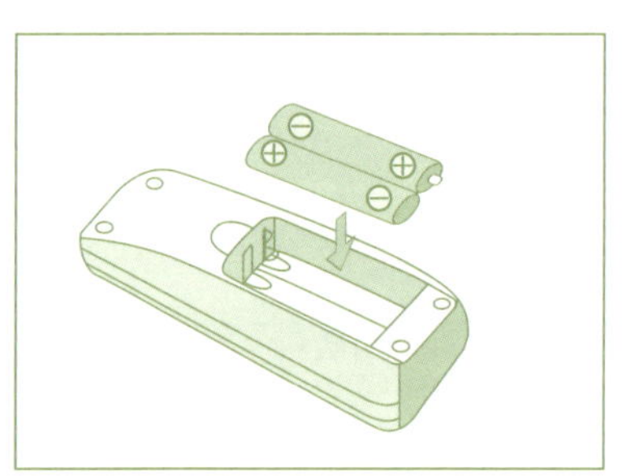

을 경우에는 어떠한 치료 작업
도 제대로 진행될 수가 없기 때
문에 치료 작업을 하기 전에 먼
저 그것을 처리하는 것이 중요
하다. 그렇게 함으로 인체 에너
지 체계의 극성이 제대로 자리
를 잡게 되고 정상적인 에너지
흐름이 가능해지기 때문이다.

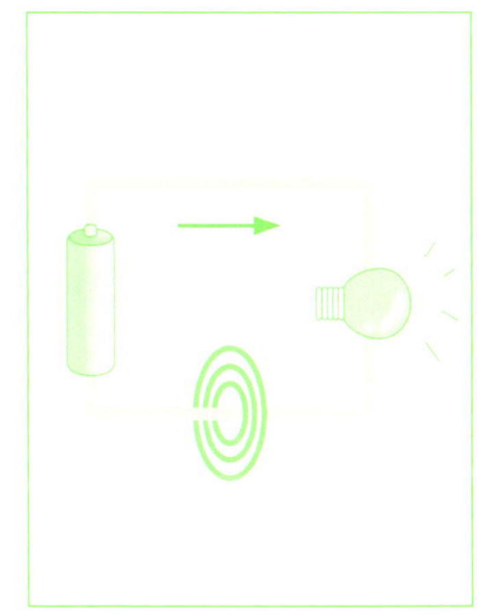

준비 단계

- 에너지의 극성 반전 또는 무의식적 저항 현상을 교정하는 단계
- 인체 에너지의 극성을 바로 잡아 주는 단계
- 무의식적 저항을 제거하고 치료기법이 받아들여질 수 있는 준비 과정
  (반드시 필요하지 않을 수도 있음)

무의식적 저항은 긍정적 자기 암시와 가슴 문지르기를 통해서 제거
될 수 있다. 이에 대해서 구체적으로 알아보면 다음과 같다.

긍정적 자기 암시

앞에서 설명한 무의식적 저항은 부정적 사고 때문에 생기는 것이므
로 그것을 제거하고 에너지 흐름을 바로잡기 위해서는 부정적 사고를
중화할 수 있는 내용으로 자기 암시를 할 필요가 있다.

그래서 해결하고자 하는 특정 문제나 고통과 관련하여 다음과 같은 형식의 문장을 작은 소리로 말함으로 긍정적 자기 암시(Affirmation)를 하는 것이 좋다.

"비록 나는 ＿＿＿＿＿＿＿ 하지만(이지만, ～이 있지만)
나 자신을 깊이 그리고 완전히 받아들입니다."

물론 개인의 문제나 고통의 종류에 따라서 위의 빈칸은 다양하게 표현될 수 있다. 완성된 자기 암시문의 다양한 예를 들어 보면 아래와 같다.

"비록 나는 두려움이 있지만, 나 자신을 깊이 그리고 완전히 받아들입니다."
"비록 나는 두통이 있지만, 나 자신을 깊이 그리고 완전히 받아들입니다."
"비록 나는 대인 공포증이 있지만, 나 자신을 깊이 그리고 완전히 받아들입니다."
"비록 나는 발표 불안이 있지만, 나 자신을 깊이 그리고 완전히 받아들입니다."
"비록 나는 아버지에 대한 분노가 있지만, 나 자신을 깊이 그리고 완전히 받아들입니다."

"비록 나는 <u>불면증</u>이 있지만, 나 자신을 깊이 그리고 완전히 받아
　들입니다."

"비록 나는 <u>우울증</u>이 있지만, 나 자신을 깊이 그리고 완전히 받아
　들입니다."

"비록 나는 <u>알코올 중독 증상</u>이 있지만, 나 자신을 깊이 그리고 완
　전히 받아들입니다."

"비록 나는 <u>견비통</u>이 있지만, 나 자신을 깊이 그리고 완전히 받아
　들입니다."

"비록 나는 <u>자신감</u>이 없지만, 나 자신을 깊이 그리고 완전히 받아
　들입니다."

> ### 긍정적 자기 암시
>
> "나는 비록 ______________이(하)지만,
> 나 자신을 깊이 그리고 완전히 받아들입니다."

이상의 표현들을 검토해 보면 각 문장은 두 개의 절로 이루어져 있음을 알 수 있다. 두 절 중에서 앞의 절은 현재의 자기 문제나 고통을 나타내는 부분이므로 부정적인 내용으로 이루어진다. 그러나 뒤의 절은 자기를 받아들이고 수용한다는 긍정적인 내용이라고 할 수 있다. 결국 이것은 자신이 현재 갖고 있는 부정적 상황에도 불구하고 궁극

적으로는 자기를 받아들이고 사랑한다는 메시지를 담고 있다.

그렇다면 이러한 자기 암시의 정신을 반영한다면 표현 형식을 반드시 위와 같이 해야 한다는 법은 없다. 다음과 같이 좀 더 자연스런 형식으로 자기 암시를 할 수도 있을 것이다.

"나는 비록 머리가 아프지만, 나 자신을 깊이 그리고 완전히 받아들입니다."

"나는 비록 지금 화가 많이 나지만, 나를 깊이 사랑합니다."

"나는 음식에 대한 욕구가 강하지만, 나를 완전히 사랑합니다."

"나는 ○○○을(를) 미워하지만, 나 자신을 완전히 받아들이고 사랑합니다.

"나는 몸이 피곤하지만, 나를 깊이 사랑합니다."

"비록 나에게는 열등감이 있지만, 나를 완전히 그리고 깊이 받아들이고 사랑합니다."

이러한 긍정적 자기 암시는 다음에 소개될 가슴 문지르기를 하는 동안에 3회에 걸쳐 같은 내용으로 반복적으로 이루어져야 한다. 그리고 긍정적 자기 암시를 실시할 때 몇 가지 참고할 것이 있다.

⑴ 자기 암시문의 내용을 반드시 믿어야 할 필요는 없다. 그 내용 자체를 믿든 그렇지 않든 상관없이 <u>그냥 말하라</u>.

⑵ 그러나 가능하다면 기계적이고 사무적으로 말하는 대신에 <u>감정을 담아</u> 말하라.

⑶ 강조할 부분은 <u>강조하면서</u> 말하라.

⑷ 가능하다면 소리 내어 말하는 것이 바람직하겠지만 공공장소에 있거나 그렇게 하기가 곤란한 상황에는 <u>속으로 중얼거리거나</u> 그냥 <u>생각</u>만 해도 좋다.

가슴 문지르기

가슴 문지르기는 가슴의 특정 부위에 있는 압통점(Sore Spot)을 손가락으로 마사지하듯 문지르는 것을 말한다. 가슴 문지르기를 할 때는 동일한 긍정적 자기 암시문을 3회 반복적으로 말해야 한다. 가슴을 문지를 때는 톡톡 두드릴 때 사용하는 검지와 중지의 끝 부위를 활용해야 한다.

가슴 문지르기를 할 가슴의 부위는 양쪽 가슴 윗부분이다. 이제 이 부위를 찾는 요령을 설명하겠다.

목구멍 아래쪽에는 U자형으로 둥근 형태의 뼈가 있다. 이 뼈 부위의 좌우로는 쇄골이라는 두 개의 뼈가 나란히 어깨 관절과 연결되며 밑으로는 넓고 긴 흉골과 연결되는데 이곳은 남자들의 경우에 넥타이를 매는 지점이기도 하다. 이 U자형의 계곡 지점에서 아래쪽 배꼽 방향으로 7.5cm(3인치) 정도 내려가서 그곳에서 다시 오른쪽 또는 왼쪽으로 7.5cm 정도 가면 압통점을 만날 수 있다. 이 압통점은 아래 그림에 표시된 부위 주변으로 반경 약 5cm 범위 내에 있는데 문질렀을 때 통증을 느끼는 곳이기도 하다.

이곳에는 림프샘이 있어서 문지르면 림프 울혈 현상이 일어나기 때문에 통증을 느끼는 것이다. 그래서 이곳을 압통점이라고 부른다. 이곳은 가슴 위쪽 지점으로 좌우에 같은 지점이다. 이곳을 찾았으면 어느 한쪽을 마사지하듯이 문지르면서 앞에서 정한 긍정적 자기 암시문을 3회 말한다. 압통점을 문지를 때는 적당한 세기로 문질러, 견딜 수 있을 정도의 통증을 경험하도록 해야 하며 과한 통증이 생기지 않도록 조심해야 한다.

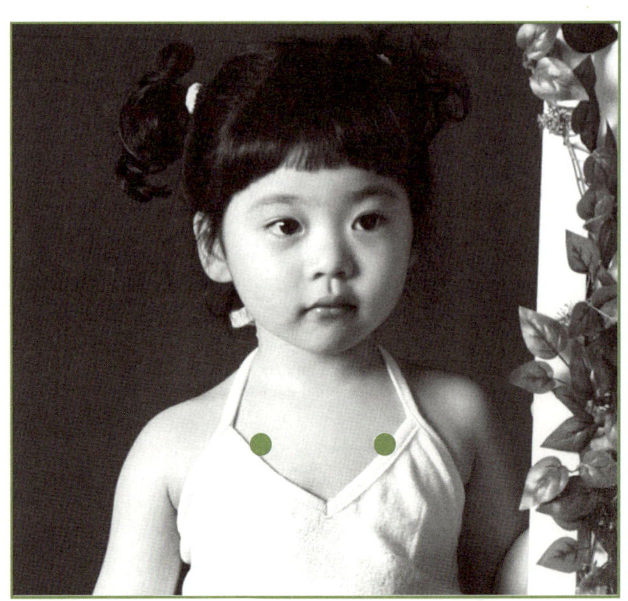

가슴의 압통점

한편, 어떤 이유로든 가슴 문지르기가 여의치 못할 때에는 대신에 다음과 같이 손날 부위를 두드리는 방법을 활용할 수 있다.

손날 두드리기

손날(Karate Chop Point)은 새끼손가락의 뿌리 부분에서 손목에 이르는, 손바닥과 손등이 만나는 부위의 한 가운데 지점으로서 태권도에서는 격파를 할 때 이 부위를 사용한다. 그러므로 손날 두드리기란 어느 쪽 손이든 한 손의 검지와 중지의 두 개 손가락 끝을 한데 모아서 반대편 손의 손날 부위를 톡톡 두드리는 것을 말한다.

그렇다면 가슴 문지르기와 손날 두드리기 중에서 어느 방법을 사용하는 것이 더 좋을까? 일반적으로는 두 가지 방법이 동일한 효과를 가져오지만 이왕이면 가슴 문지르기가 더 효과적이다. 준비 단계가 중요한 만큼 가슴 문지르기를 우선적으로 활용하기를 권한다. 하지만

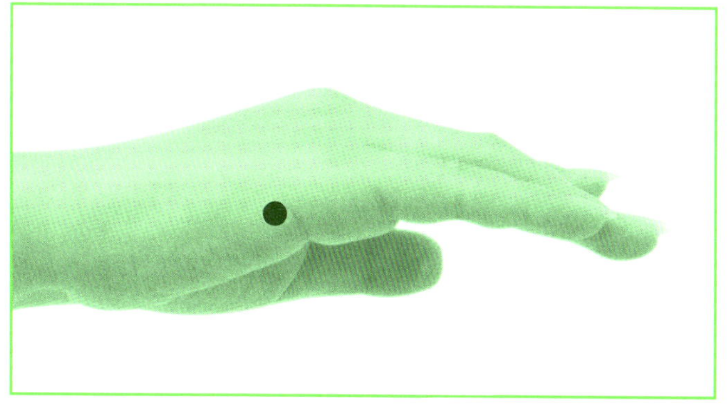

손날 지점

반드시 그것을 고집할 필요는 없다.

이상에서 준비 단계의 전 과정을 설명하였는데 이를 다시 요약하면, 준비 단계에서는 가슴 문지르기 또는 손날 두드리기를 하면서 스스로에게 긍정적 암시문을 3회에 걸쳐 반복적으로 말해야 한다.

▶ 제1차 기본 두드리기 단계

기본 두드리기 단계는 몸통 7타점과 손 5타점을 합해 모두 12개의 타점을 두드리는 단계로 기본 치료 과정에서는 제3단계인 손등 두드리기 단계 전후로 모두 두 차례에 걸쳐서 적용된다. 기본 두드리기 단계에 대해서 구체적으로 설명하면 다음과 같다.

단축어

기본 두드리기란 기본적인 타점을 일정한 순서에 따라서 검지와 중지 두 개의 손가락으로 두드리는 것을 말한다. 그런데 기본 두드리기를 할 때는 단축어(Reminder Phrase)를 말해야 한다. 즉 타점을 두드릴 때는 준비 단계에서 말했던 긍정적 자기 암시문의 단축어를 스스로에게 말하면서 두드려야 한다.

여기서 단축어란 준비 단계에서의 긴 문장을 간략하게 단축하여 표현하는 단어나 구를 말한다. 단축어를 말하는 이유는 단축어를 말함으로써, 해결해야 할 문제를 다시 상기하면서 문제의 재확인과 집중이 가능하기 때문이다. 단축어의 예는 다음과 같다.

<table>
<tr><td>

- 불안
- 두려움
- 슬픔
- 두통
- 요통
- 불면증
- 우울증

</td><td>

- 이 두려움
- 이 두통
- 심한 고통
- 계속되는 편두통
- 발표 불안
- 고소공포증
- 공황장애

</td></tr>
</table>

단축어의 예

기본 타점

이제 기본 두드리기를 할 때 두드리는 지점인 타점에 대해서 알아보자. 톡톡 건강법에서 두드리는 대상인 각 타점은 다양한 경락의 끝지점에 해당한다. 그래서 그 타점을 두드리면 에너지 체계 내에서 발생한 '찌지직' 현상인 에너지 혼란 상태를 바로잡을 수 있다. 두드릴 때는 어느 쪽 손이든 검지와 중지의 손가락 끝을 모아서 대략 7회 정도 치면 된다. 두 손가락을 사용함으로 더 넓은 범위 내에서 두드리는 것이 가능하므로 좀 더 쉽게 타점을 두드릴 수 있어서 효과적이라고 하겠다.

기본 두드리기를 할 타점은 크게 몸통 7타점과 손 5타점으로 구분될 수 있는데 이들을 다 합치면 12지점이다. 그림을 통해 각 타점의 번호와 위치를 확인하면 되겠다.

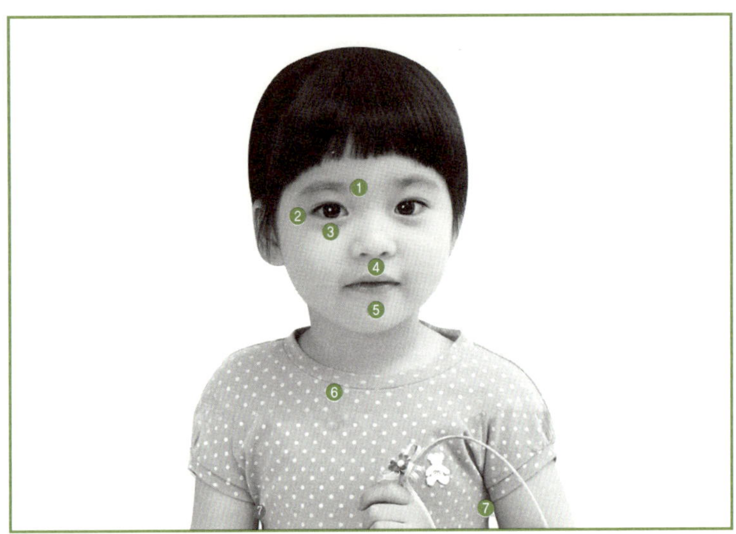

몸통 7타점

몸통 7타점

① 눈썹 : 눈 위의 눈썹이 시작되는 부분

② 눈가 : 눈 가장자리의 뼈 부분

③ 눈밑 : 눈 밑으로 약 2.5cm 부분

④ 코밑 : 코 밑과 입술 위의 중간 부분

⑤ 턱 : 아래 입술 밑 쪽의 중간 턱 부분

⑥ 쇄골 : 목 아래의 U자형으로 들어간 곳에서 밑으로 2.5cm 가서

다시 좌 또는 우로 2.5cm 떨어진 부분

⑦ 겨드랑이 : 겨드랑이에서 10cm 정도 아래 부분. 남자의 경우는

젖꼭지와 수평을 이루는 부분이며 여자의 경우는 브레지어 끈이

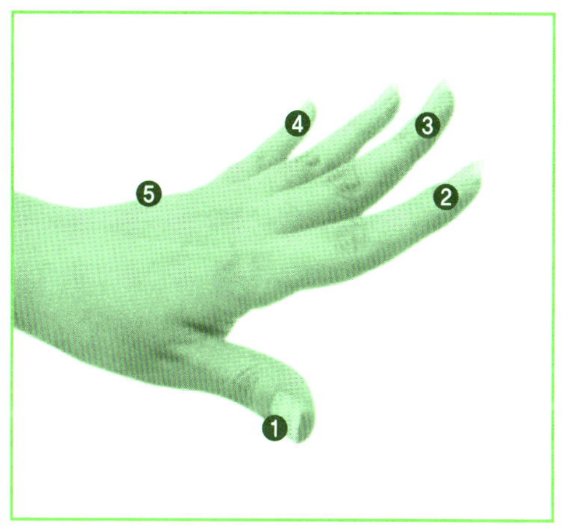

손 5타점

닿는 부분.

손 5타점

① 엄지 : 엄지에서 손톱의 바깥쪽으로 아래쪽 끝 부분

② 검지 : 검지에서 엄지 방향으로 손톱의 아래 부분

③ 중지 : 중지에서 엄지 방향으로 위와 같은 부분

④ 새끼손가락 : 새끼손가락에서 위와 같은 부분

⑤ 손날 : 새끼손가락과 손목의 중간 지점이면서 손바닥과 손등이 만나는 면. 즉 새끼손가락 아래쪽 끝 지점과 손목 지점의 연결 점에서 밑으로 중간 부분. 이 부분은 태권도에서 격파할 때에 집 중적으로 압력을 가하는 부분임.

▶ 손등 두드리기 단계

손등 두드리기란 손등 위의 전역(全域 : Gamut Point)을 두드리는 것을 말한다. 전역이란 전체 경락을 모두 포괄하는 부분이라는 뜻이다. 이것은 넷째 손가락과 새끼손가락의 아래 마디 사이의 중간 지점에서 아래쪽으로 1cm 떨어진 부분이다. 두 손가락의 아래 마디 2개와 전역의 점 부분이 정삼각형을 이룰 수 있는 지점이다. 오른쪽 그림에서 확인할 수 있다.

이제 손등 두드리기는 아래와 같은 절차를 밟으면서 연속적으로 전역 부분을 두드려야 한다. 즉 전역 부분을 계속적으로 두드리면서 아래와 같은 아홉 가지 동작을 시도하라.

⑴ 눈을 감는다.

⑵ 눈을 뜬다.

⑶ 머리를 움직이지 않은 채 눈은 오른쪽 아래 끝 부분을 바라본다.

⑷ 머리를 움직이지 않은 채 눈은 왼쪽 아래 끝 부분을 바라본다.

⑸ 머리를 움직이지 않은 채 눈동자를 시계 방향으로 크게 돌린다. 이때 코를 중심으로 큰 원을 시계라고 생각하고 눈동자를 시계 방향으로 크게 돌리면서 숫자 열두 개를 모두 본다고 생각한다.

⑹ 위와 같은 방법으로 시계 반대 방향으로 눈을 돌린다.

⑺ 약 2초 동안 허밍(콧노래)을 한다('학교종' , '생일축하곡' 과 같은 노

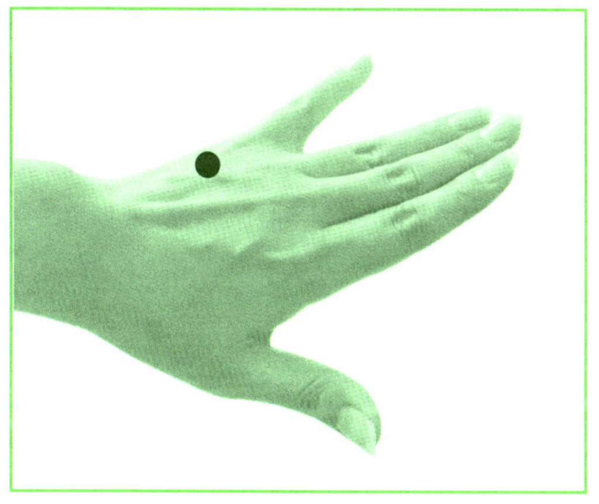

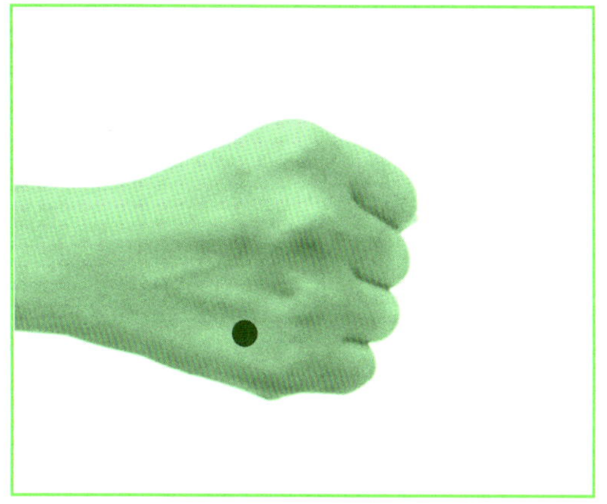

손등에 있는 전역의 위치

래).

⑻ '하나'에서 '다섯'까지 숫자를 소리를 내면서 센다.

⑼ 다시 한 번, 약 2초 동안 허밍(콧노래)을 한다('학교종', '생일축하

곡').

이상의 아홉 가지 동작 중에서 눈을 감고 뜨는 것, 눈동자를 돌리는 것, 콧노래를 부르거나 숫자를 세는 것 등은 모두 좌뇌와 우뇌를 자극하는 활동이다. 즉 이러한 동작들은 결과적으로 좌―우뇌를 골고루 자극하여 정서적 안정과 에너지의 흐름을 원활하게 한다는 원리에 따른 것이다.

▶ 제2차 기본 두드리기 단계

이 단계에서는 앞에서 했던 제1차 기본 두드리기를 그대로 반복한다. 즉 단축어를 말하면서 순서대로 12타점을 두드리면 된다.

이상에서 살펴본 내용을 도표로 나타내면 다음과 같다.

▶ EFT의 과정과 절차

기본 치료 과정

1. 준비 단계

가슴 문지르기나 손날 두드리기를 하면서 다음과 같은 긍정적 자기 암시문을 세 번 반복하라.
"나는 비록 ___________ 이(하)지만,
나 자신을 깊이 그리고 완전히 받아들입니다."

2. 제1차 기본 두드리기 단계

이것은 제1차 기본 두드리기이다.
몸통 7타점과 손 5타점을 각각 7회 정도 두드리면서
단축어를 반복해서 말하라.

몸통 7타점 : 눈썹, 눈가, 눈밑, 코밑, 턱, 쇄골, 겨드랑이
손 5타점 : 엄지, 검지, 중지, 새끼손가락, 손날

3. 손등 두드리기 단계

아래 아홉 가지 동작을 하면서 손등의 전역 부분을 계속 두드려라.
(1) 눈을 감는다.
(2) 눈을 뜬다.
(3) 머리를 움직이지 않은 채 눈은 오른쪽 아래 끝 부분을 바라본다.
(4) 머리를 움직이지 않은 채 눈은 왼쪽 아래 끝 부분을 바라본다.
(5) 눈동자를 시계 방향으로 크게 돌린다.
(6) 시계 반대 방향으로 눈을 돌린다.
(7) 약 2초 동안 허밍(콧노래)을 한다.
(8) 1에서 5까지 숫자를 센다.
(9) 다시 한 번, 약 2초 동안 허밍(콧노래)을 한다.

4. 제2차 기본 두드리기 단계

위의 제1차 기본 두드리기 단계의 절차를 반복 실시하라.

보충 치료 과정

만약 위와 같은 과정을 밟았는데도 문제(통증)가 여전히 남아 있다
면 보충 치료 과정을 실시하되 '여전히 남아 있는 문제(고통)'에 초
점을 두고 암시문을 말하라.

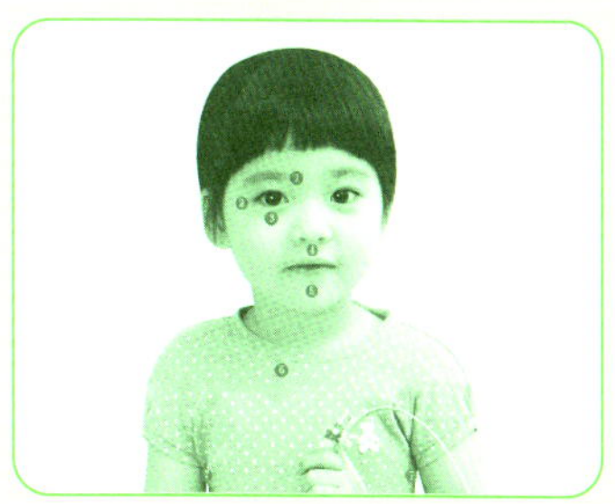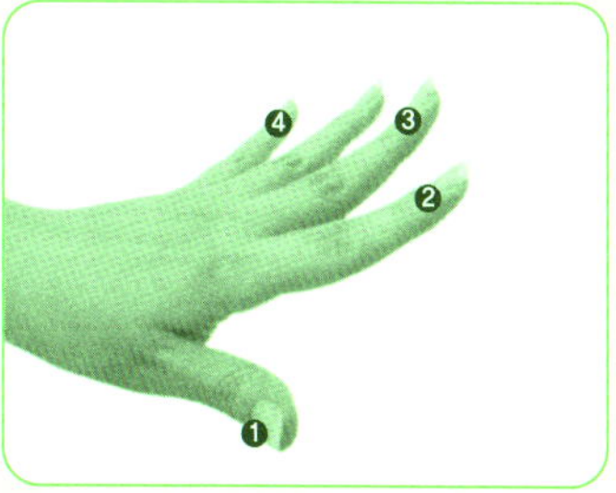

기본 치료 과정에서 사용되는 타점

2. 보충 치료 과정

보충 치료 과정은 기본 치료 과정에서 원하는 만큼의 효과를 얻지 못했을 때 추가적으로 기본 치료 과정을 몇 차례에 걸쳐서 재적용하는 것을 말한다. 그렇기 때문에 전체적으로는 보충 치료 과정의 절차와 방법은 기본 치료 과정과 동일하다고 볼 수 있다.

그러나 긍정적 자기 암시를 할 때는 다음과 같은 점들에 주의할 필요가 있다. 즉 보충 치료 과정은 기본 치료 과정의 결과가 미흡했기 때문에 추가적으로 이루어지는 것이므로 그에 맞는 자기 암시가 이루어져야 한다. 다시 말해서, 기본 치료 과정에서 긍정적 자기 암시문은 아래와 같았다.

"비록 나는 ______________ 하(이)지만,
나 자신을 깊이 그리고 완전히 받아들입니다."

보충 치료 과정에서는 '여전히 남아 있는' 문제를 염두에 두고 긍정적 자기 암시문을 적용해야 한다. 그래서 '여전히 남아 있는 문제'에 초점을 두고 적절하게 자연스런 표현을 할 수 있어야 한다. 보충 치료 과정에서의 긍정적 자기 암시문은 다음과 같아야 할 것이다.

“비록 여전히 ＿＿＿＿＿＿＿＿＿ 가(이) (조금) 남아 있지만,
나는 나 자신을 깊이 그리고 완전히 받아들입니다.”

　이상의 기본 문형을 근거로 만들어 볼 수 있는 암시문의 예는 다음과 같다.

　“비록 여전히 두려움이 남아 있지만, 나는 나 자신을 깊이 그리고 완전히 받아들입니다.”
　“비록 여전히 두통이 남아 있지만, 나는 나 자신을 깊이 그리고 완전히 받아들입니다.”
　“비록 여전히 대인 불안이 남아 있지만, 나는 나 자신을 깊이 그리고 완전히 받아들입니다.”
　“비록 여전히 발표 불안이 남아 있지만, 나는 나 자신을 깊이 그리고 완전히 받아들입니다.”
　“비록 여전히 아버지에 대한 미움이 남아 있지만, 나는 나 자신을 깊이 그리고 완전히 받아들입니다.”

　그리고 이와 같은 기본 문형은 아니지만 의미를 살리는 차원에서 다음과 같이 말할 수도 있을 것이다.

“나는 비록 여전히 머리가 아프지만, 나를 깊이 그리고 완전히 받아들입니다.”

“나는 비록 여전히 화가 좀 나지만, 나를 깊이 사랑합니다.”

“나는 음식에 대한 욕구가 여전히 강하지만, 나를 완전히 사랑합니다.”

“나는 여전히 ○○○을(를) 미워하지만, 나를 완전히 받아들이고 사랑합니다.”

“나는 여전히 몸이 피곤하지만, 나를 깊이 사랑합니다.”

“비록 나에게는 여전히 열등감이 남아 있지만, 나를 완전히 그리고 깊이 받아들이고 사랑합니다.”

“비록 나에게는 여전히 슬픔이 남아 있지만, 나는 나 자신을 완전히 신뢰하고 사랑합니다.”

한편 기본 문형이 앞에서처럼 바뀌었기 때문에 단축어도 그것에 맞게 수정되어야 한다. 그 예는 다음과 같다.

“여전히 남아 있는 두통”
“여전히 남아 있는 불안”
“여전히 남아 있는 분노”
“여전히 남아 있는 피곤”
“여전히 남아 있는 열등감”

　　"여전히 남아 있는 불면증"

　　"여전히 남아 있는 강박증"

　　이상에서 우리는 기본 치료 과정과 후속적인 보충 치료 과정에 대해서 살펴보았다. 그런데 보충 치료 과정의 횟수에는 제한이 없다. 고통이 사라질 때까지 지속적으로 그리고 반복적으로 실시해도 좋다. 그러나 대부분의 경우에는 몇 차례 추가적인 보충 치료 과정을 통해 문제를 거의 해결할 수 있다.

　　여러 차례 보충 치료 과정을 적용했음에도 문제가 근원적으로 해결되지 않는다면 뒷부분에서 설명될 완전한 치료에 방해되는 요소들이 개입되어 있는지를 살펴보고 그것을 처리한 후에 기본 치료 과정을 처음부터 시도해 볼 필요가 있다. 그러나 이에 대해서 논의하기 전에 단축 치료 과정을 살펴볼 것이다.

3. 단축 치료 과정

　　기본 치료 과정만으로도 1~2분밖에 걸리지 않을 정도로 빠른 시간에 뚜렷한 효과를 볼 수 있지만 현실적으로 바쁜 임상 현장에서는 좀 더 빠른 방법이 필요한 것도 사실이다. 그래서 아래에 기본 치료 과정을 더욱 축소한 단축 치료 과정을 소개하고자 한다.

▶ 단축 기본 두드리기

가장 우선적으로 다룰 수 있는 단축 과정은 기본 두드리기 단계에서 손 5타점을 제외한 몸통 7타점만 두드리는 것이다. 몸 부위의 7타점만 두드리는 것으로도 치료 효과를 거둘 수 있다는 것이다. 그러므로 단축 기본 두드리기는 눈썹 타점에서부터 겨드랑이 타점까지의 몸통 7타점만을 두드리되 손가락과 손날을 두드리는 손 5타점 두드리기는 생략된다.

물론 이 경우에도 긍정적 암시문을 말하면서 가슴 문지르기나 손날 두드리기를 하는 준비 과정은 필요할 수 있다. 하여간 손 5타점 두드리기를 생략한 단축 과정이 효과를 발휘할 수 있는 이유는 모든 경락은 서로 연결되어 있고 관련이 되기에 한 가지 경혈, 즉 타점 한 곳만 두드려도 다른 경락들이 영향을 받기 때문이다.

그래서 단축 과정에서는 몸통 7타점만으로 기본 두드리기 효과를 볼 수 있다고 할 수 있다.

▶ 준비 과정 생략

무의식적 저항 현상은 우울증, 중독증, 퇴행성 질병과 같은 증상이나 질병의 상황에서 거의 항상 작용할 수 있다. 그러므로 이런 경우에는 반드시 준비 과정을 통해서 에너지 극성을 반전시키고 에너지 균형을 회복시킨 다음에 기본 두드리기가 시행되어야 한다.

그러나 다른 경우에서는 40%의 확률로 심리적 저항 현상이 일어난다. 이 말은 나머지 60%의 상황에서는 심리적 저항 현상이 없기 때문에 준비 과정이 반드시 필요하지 않을 수 있다는 논리가 된다. 그런데도 모든 치료 상황에서 준비 과정을 시행하는 것이 손해 볼 일은 아니겠지만 굳이 시간을 단축하기를 원한다면 심리적 저항 현상이 존재하지 않을 때는 준비 과정이 생략될 수도 있을 것이다.

그렇다면 어떤 문제에서 심리적 저항 현상이 존재하는지 또는 존재하지 않는지를 어떻게 확인할 수 있을까? 그것이 제대로 확인되어야 준비 과정을 생략할 것인지 아니면 포함할 것인지를 결정할 것이 아닌가! 그 방법은 다음과 같다.

일단은 심리적 저항 현상과는 상관없이 준비 과정을 밟지 않은 채 단축 기본 두드리기를 시도하라. 준비 과정을 생략하고 곧바로 몸통 7타점을 두드리라는 뜻이다. 눈썹 타점부터 겨드랑이 타점까지만 두드리면 된다.

그런데 여기서 중요한 것은 이때 치료자는 반드시 다음 단계로 넘어가기 전에 내담자에게 고통을 느끼는 수치가 처음보다 떨어졌는지를 확인해 봐야 한다는 것이다. 물론 주관적으로 측정되는 고통 수치가 처음보다 떨어졌는지를 물어봄으로 확인될 수 있다. 내담자가 고통 지수가 떨어졌다고 말하면 손 5타점 두드리기로 넘어가면 된다. 왜냐하면 고통 지수가 떨어졌다는 것은 내담자에게서 치료를 방해하는 무의식적 저항이 없다는 의미이기 때문이다. 그렇다면 안심하고 치료 작업을 계속할 수 있는 것이다.

그러나 만약 고통 지수가 떨어지지 않고 그대로 있다면 무의식적 저항이 있는지를 의심해 볼 수 있다. 그래서 이 경우에는 준비 과정을 밟는 것부터 치료를 다시 시작해야 할 것이다. 임상 경험이 쌓임에 따라 직관적으로 내담자의 문제에 무의식적 저항 현상이 개입되어 있는지 어떤지를 판단할 수 있을 것이고 그에 따라서 치료자는 단축 과정을 밟을 것인지 모든 과정을 밟을 것인지를 결정하면 된다.

▶ 손등 두드리기 생략

사실 손등 두드리기 과정도 반드시 필요한 것은 아니다. 즉 손등 두드리기는 30%의 경우에는 필요하지만 나머지 70%의 경우에는 꼭 필요한 것은 아니다. 그래서 이것도 상황에 따라서 생략할 수 있다. 그 결과 많은 경우에 단축 과정으로서 손등 두드리기를 적용하지 않을 수 있다.

그러나 중간에 치료적 성과가 없다면 이 손등 두드리기를 포함시키면 된다. 만약 어떤 문제를 치료할 때 손등 두드리기 과정이 꼭 필요했다면 그 과정을 포함시킬 때 당연히 치료적 성과가 나타날 것이다.

▶ 눈동자 위로 굴리기

이 방법은 치료 성과가 어느 정도 있어서 고통 지수가 1이나 2 정도 되었을 때 0까지 끌어내리기 위하여 사용하는 것이다. 예를 들어서,

내담자의 고통 지수가 처음에는 7이나 8 이상이었으나 치료한 후 1이나 2 정도로 떨어졌다면 다시 기본 치료 과정을 밟고자 할 때 번거롭기도 하고 시간도 걸리게 된다. 이때는 기본 치료 과정을 시행하는 대신에 6초 정도 소요되는 눈동자 위로 굴리기를 통하여 간단하게 고통 지수를 0으로 내릴 수 있다.

눈동자 위로 굴리기의 요령은 다음과 같다.

⑴ 손등 전역을 두드리는 손등 두드리기를 계속하도록 하라.

⑵ 이때 머리를 정면으로 향하되 움직이지 않고 고정시킨 채 6초 동안 눈동자를 아래쪽의 바닥에서부터 위쪽의 천장에 이르기까지 천천히 굴려 올리도록 하라.

⑶ 이때 단축어를 계속 말하도록 하라.

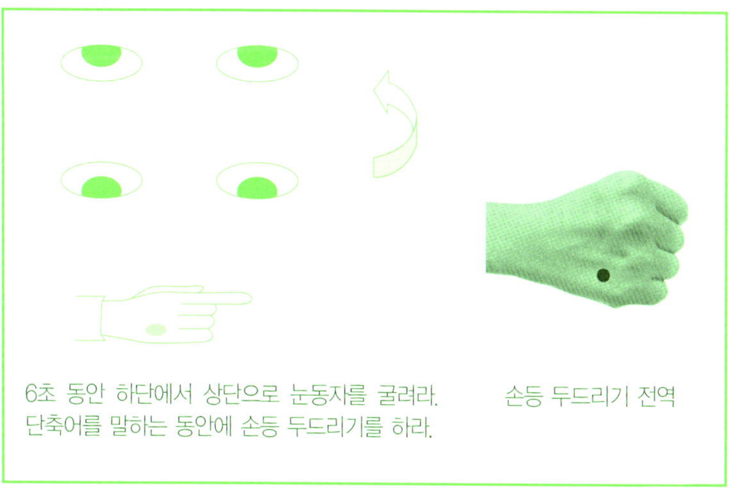

눈동자 위로 굴리기

이상에서 우리는 EFT 치료의 과정과 기법에 대해서 상세하게 알아 보았다. 이 과정에서 기본 치료 과정, 보충 치료 과정, 단축 치료 과정에 대해서 살펴보았다. 다음 장에서는 효과적인 치료를 위하여 고려하고 참고해야 할 사항들에 대해서 알아보겠다.

4. EFT로 상담하기

만약 초보자가 EFT로 상담을 하고 필요한 치료를 하고자 한다면 어떻게 하는 것이 좋을까? 물론 앞에서 우리는 EFT 치료의 과정과 절차에 대해서 살펴보았다. 하지만 제대로 상담을 실시하기 위해서는 그 이상의 지침이 필요할 것이다. EFT로 상담하기를 위한 과정과 내용을 살펴보자.

EFT는 커다란 변화를 빨리 만들어 내며 몸과 마음의 문제를 처리하는 다차원적 치료 기법이다. 그것은 증상의 심각성과 상관없이 안전하게 적용될 수 있다. 이는 자가 치료용으로도 사용될 수 있는 간단한 다목적 치료 기법으로 누구나 쉽게 배우고 활용할 수 있다. 비록 EFT는 하나의 기법이며 그 자체가 치료는 아니라 할지라도 일반적으로 거대한 변화를 촉진할 수 있는 잠재력을 갖고 있다. 또한 정서적인 문제를 포함하는 어떤 경우에라도 효과를 나타낸다.

EFT는 개인적으로 활용할 수도 있지만 집단으로도 활용 가능하다.

특히 집단적인 세미나 현장에서 EFT를 적용한다면 시간이나 비용 면에서 훨씬 경제적인 효과를 볼 수 있을 것이다. 누구든 꾸준하게 EFT를 활용하고 적용한다면 기존의 어떤 치료법에서도 보기 어려운 긍정적인 효과를 빠른 시간 내에 볼 수 있을 것이다.

전문적인 상담자나 치료자는 다른 사람을 상담·치료하는 과정에 대해서 잘 알겠지만 전문가가 아닌 일반인들이 EFT를 통해서 남에게 도움을 주고자 할 때 사실 처음에 내담자에게 어떻게 접근하며 어떤 식으로 도움을 줄 수 있을지에 대해 잘 몰라서 막연할 때가 있다. 이때 다음 내용을 참고하면 도움이 될 것이다.

▶ 라포 형성

라포(rapport)란 상담과 치료 관계에서 가장 중요한 첫 번째 조건이며 편안하고 신뢰할 수 있는 분위기나 신뢰 관계를 말하는 개념이다. 사실 모든 관계 형성에서 라포는 대단히 중요하다. 이것은 상대방을 존중하고 신뢰할 뿐 아니라 그에게 인간으로서의 기본적인 애정을 보여 주는 것이기도 하다.

상처 입은 사람과 함께 한다는 것은 그것 자체로서 의미가 있으며 치유 효과가 있다. 아픔을 이해받는 느낌, 누군가에 의해 나의 감정이 공감받는 느낌은 그것 자체로 인간으로서 존중받는 느낌을 증진시킨다. 그러므로 상담자는 내담자가 느끼고 경험하는 내적 세계를 그의 입장에서 이해하고 존중하는 태도를 보여야 하는 것이다.

▶ 생활사 파악하기

상담자나 치료자가 다른 사람을 치료하고자 할 때 본격적인 치료에 들어가기 전에 내담자의 생활사에 대해서 자세히 알면 알수록 상담에 도움이 된다. 만약 내담자가 현재 경험하고 있는 어떤 고통 때문에 도움을 받고자 한다면, 그의 생활사를 미리 알고 치료에 들어갈 때 더욱 효과적으로 그에게 도움을 줄 수 있을 것이다. 왜냐하면 생활사를 앎으로써 그 고통의 배경을 짐작할 수 있으며 더욱 심층적으로 내담자의 문제를 이해하게 되기에, 심리적인 차원에서 내담자를 알고 이해하는 것은 대단히 중요하다.

그리고 평소의 생활이나 경험에 대해 대화를 통해 알아보고 가족 관계나 교우 관계와 같은 인간관계의 특성, 그러한 관계에서 그가 어떤 지지를 받고 있는지에 대해서 파악하는 것도 도움이 된다.

▶ EFT 적용

내담자를 충분히 파악한 후에 EFT를 적용하여 구체적인 문제를 해결하고자 할 때 앞에서 설명했던 EFT 치료 절차에 따라 적용하면 된다. 그와 동시에 더 효과적으로 치료적 성과를 얻고자 한다면 다음과 같은 점들을 참고하여 실시하는 것도 좋을 것이다.

먼저, 일반적으로 큰 주제부터 시작하는 것이 좋다. 큰 주제부터 시작하다 보면 서서히 작은 문제가 노출될 수 있고 마지막에는 작은 문제 하나하나까지 구체적으로 다룰 수 있을 것이다.

둘째, 만약 어떤 문제를 이야기할 때 심각한 심리적 문제 또는 강한 정서적 느낌 때문에 고통스러워한다면 간접적인 방식으로 접근할 수도 있다. 예를 들어 그러한 경우에는 다음과 같이 질문해 볼 수 있다.

"먼저 어느 정서 부분부터 다루고 싶나요? 만약 어느 정서 문제가 해결된다면 당신의 생활이 가장 큰 변화를 겪을 거라 생각하세요?"

셋째, 신체적으로 불편한 곳이 있다면 그것부터 먼저 시작하라. 그렇게 함으로 좀 더 쉽게 라포를 형성할 수 있을 것이며 EFT에 대한 신뢰감을 심어 주는 데도 훨씬 유리할 수 있다.

▶ 영화 기법

EFT로 치료 작업을 할 때 내담자가 특히 시각적 상상을 잘하는 사람일 경우에는 '영화 기법(run the movie)'을 사용하는 것이 좋다. 이 기법은 문제가 되는 사건을 대표할 수 있도록 마음에 1~2분 정도가 소요되는 영화 장면을 구성하여 태핑을 적용하는 것이다. 가능하다면 문제가 되는 첫 장면부터 구성하는 것이 좋다.

치료를 위해서는 내담자가 한 장면씩 떠올릴 때 특정한 정서를 느끼게 되면, 그 장면을 정지 화면으로 바꾸어서 그 장면과 관련한 정서가 해소될 때까지 태핑을 하는 것이 좋다. 이때 결과가 좋다면 그 다음 장면으로 넘어갈 수 있다.

영화 기법과는 별도로 그와 비슷한 방법으로 '이야기하기 기법'도 효과적이다. 즉 이야기하기 기법은 문자 그대로 자신의 이야기를 자연스럽게 말하도록 하는 기법이다. 내담자는 자신의 이야기를 말하는 동안에 특정한 정서를 경험하게 되는데, 이때 치료자는 그러한 정서에 대해서 자연스럽게 태핑을 하는 것도 좋다.

치료자가 내담자에게 EFT를 실시할 때 이왕이면 내담자의 이야기 속에서 자연스럽게 나올 수 있는 특정한 주제와 단어를 사용하는 것이 좋다. 그리고 내담자가 과거의 이야기를 할지라도 그것을 현재 시제로 말해 주면서 태핑을 하는 것이 좋다. 또한 고통 차원에 대한 내용에서 설명했듯 한 번에 한 문제씩 처리하는 것이 좋다. 때때로 한 가지 사건을 다루다 보면 관련 있는 다른 기억이나 사건과 관련되는 정서가 등장할 수도 있다.

가능하다면 내담자는 자기 치료 과정을 반복적이고도 정기적으로 실시함으로 효과 일반화를 꾀하는 것이 좋다. 뒤에서 좀 더 구체적으로 설명할 효과 일반화란 특정 문제에서 얻은 효과가 다른 문제에도 적용되어 추가적인 치료 효과가 확보되는 것을 말한다. 결국 지속적으로 EFT 기법을 활용하는 것이 바람직하다.

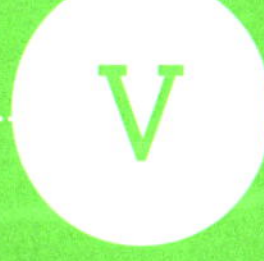

V 효과적 치료를 위한 지혜

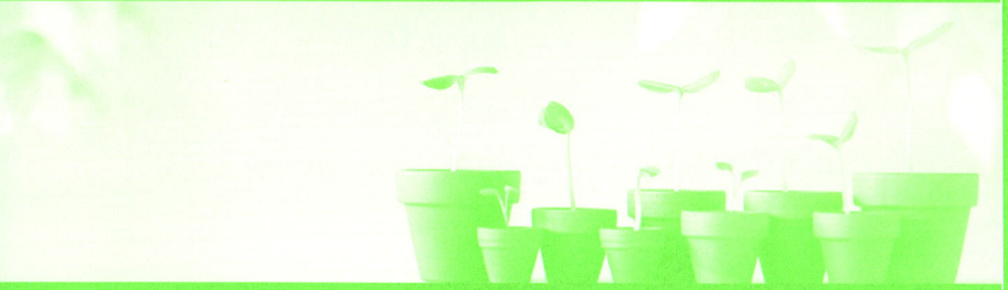

이 장에서는 더욱 효과적으로 치료 성과를 거두기 위해서 꼭 고려하거나 참고해야 할 사항으로 어떤 것들이 있는지 좀 더 자세히 살펴보겠다.

1. 평가

EFT를 적용할 때 치료 효과를 알아보는 것은 중요하다. 왜냐하면 그 효과에 따라서 EFT 기법을 계속 사용할 것인지 아니면 그만 둘 것인지를 결정할 수 있기 때문이다.

원래 EFT가 모델로 삼았던 TFT에서는 HRV(심박 변이도)라고 하는 심장 반응 테스트와 근육 테스트라는 것을 통해서 평가를 실시하였다. 여기서는 HRV에 대한 설명은 생략하기로 하고 근력 테스트에 대해서 알아보겠다. 근력 테스트란 개인의 근육 강도를 측정하는 것을 말한다. 비록 EFT에서는 근력 테스트를 별로 크게 취급하지 않지만 그것은 임상 현장에서 유용하게 사용할 수 있는 것이기에 여기서 간

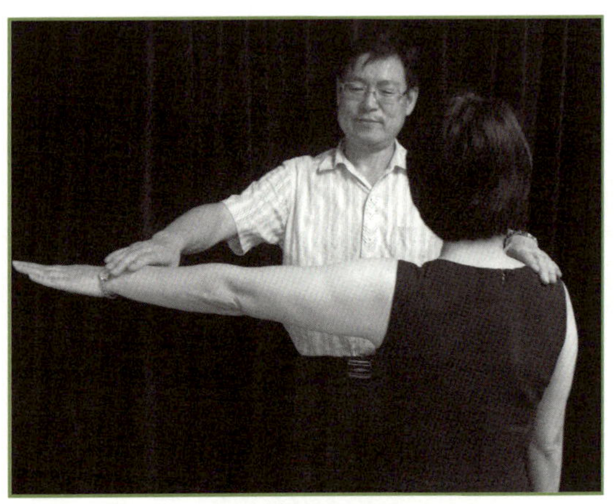

근력 테스트 장면

단히 소개를 하면 다음과 같다.

이 방법은 AK 분야의 조지 굿하트 박사가 개발한 것으로, 널리 사용되고 있는 것이기도 하다. 왼쪽 그림과 같이 이루어지는 근력 테스트의 구체적인 방법은 다음과 같다.

(1) 먼저 피험자의 왼쪽 팔을 바닥과 수직이 되게 들도록 하라.

(2) 피험자를 마주보되 실험자의 왼손으로 피험자의 오른쪽 어깨 부위를 잡아 그가 움직이지 않도록 하라. 그리고 실험자의 오른쪽 손을 피험자의 왼쪽 손목 부위에 올려 놓아라.

(3) 피험자에게 이제부터 실험자가 피험자의 왼쪽 팔을 누를 것이므로 그의 왼 팔이 밑으로 내려가지 않도록 저항하라고 지시하라.

(4) 이제 적당한 힘으로 피험자의 팔을 눌러 보라.

피험자가 팔이 내려가지 않도록 저항할 때 실험자는 팔의 저항력의 강도를 느껴 보라.

이상과 같은 방식으로 피험자의 저항력이 어느 정도인지를 알 수 있는데 이 과정에서 피험자에게 문제가 되는 고통이나 스트레스가 작용할 때는 팔의 힘이 빠지는 것을 알 수 있다. 반면에 피험자가 긍정적인 상태에서는 팔의 힘이 세게 작용한다. 이 근력 테스트 기법은 EFT 기법을 실시하는 동안 적절히 활용될 수 있다. 특히 치료 효과를 평가하는 일뿐 아니라 독성을 확인하는 일에도 효과적으로 활용될 수 있다.

2. 고통 지수

고통 지수(SUD)는 상황에 따라 불편 지수라고 볼 수도 있는데 이 것은 주관적으로 경험하는 고통이나 불편의 정도를 수치로 나타낸 것이다. 여기서 수치란 0에서 10까지 사이의 수치를 말한다. 즉 0은 고통이 전혀 없음을 말하고 10은 고통의 정도가 최고조에 도달한 상 태를 말한다. 그런데 이 수치는 어디까지나 주관적인 것이기 때문에 다른 사람이 어떻다고 평가할 것은 못 된다.

이미 앞에서 언급한 것처럼 주관적으로 경험하는 고통 지수의 경우 에 10은 최고조의 고통이며 0은 고통이 없는 상태라면 5는 중간 상태 의 고통이다. 그러므로 수치가 높을수록 고통의 정도는 강하 기 때문에 견디기가 어렵다.

일반적으로 사람들이 상담 과 치료를 받고자 할 때는 적 어도 5 이상의 고통을 느낄 때 라고 한다면 대부분의 치료 상 황에서는 0이나 1 정도 수준 에서 치료 작업을 멈추게 된 다. 그리고 추가 치료 작업을 할 때도 내담자가 느끼는 고통

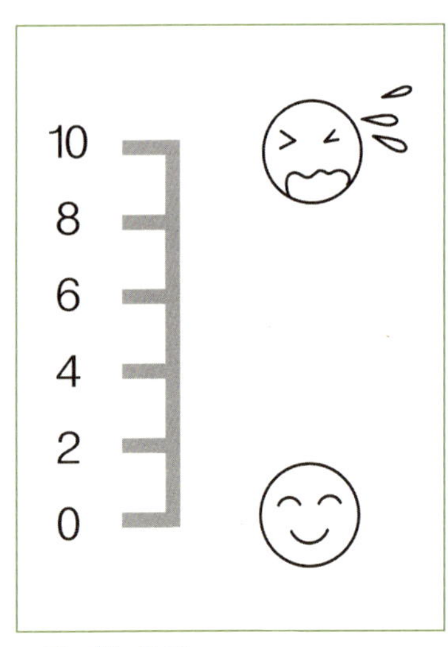

고통 지수 측정

지수를 참고하면서 치료의 속도를 조절할 필요가 있을 것이다.

고통 지수를 알아내기 위해서는 내담자에게 어떤 문제에 대해서 말하거나 생각할 때 그가 느끼는 고통과 그 수치가 주관적으로 어느 정도 되는지를 물어볼 수 있다. 그리고 기본 치료 과정이 적용되고 난 후에 다시 고통 지수가 어느 정도인지 물어보면 대부분은 처음보다 수치가 낮아져 있는 것을 확인할 수 있을 것이다.

3. 고통 또는 불편 차원

고통 또는 불편 차원(aspect)이란 경험하거나 고통을 느끼는 차원이나 상황을 말한다. 만약 어떤 사람이 뱀에 대한 두려움, 즉 뱀 공포증을 갖고 있다면 그 두려움은 최소한 두 가지 이상의 차원에서 경험될 수 있을 것이다. 우선 뱀을 상상하는 것만으로도 두려움을 느낄 수가 있으며 뱀에 대해 이야기를 하거나 듣는 것으로도 두려움을 느낄 수가 있을 것이다. 또 경우에 따라서는 뱀을 그린 그림이나 뱀의 모습을 찍은 사진, 뱀이 나오는 영상물을 볼 때도 두려움을 느낄 수가 있다. 그리고 뱀을 직접 보는 것도 당연히 두려울 것이지만 뱀을 만지는 것이 가장 두려운 일일 것이다. 이렇게 볼 때 뱀 공포증과 관련한 불편함은 여러 차원과 관련됨을 알 수 있다.

이것이 바로 각각 다른 고통의 차원을 보여 주는 예인데, 다음과 같이 서로 다른 차원의 경우를 보면 고통의 차원을 더 잘 이해할 수 있을 것이다.

　　⑴ 상상이나 생각을 하는 차원
　　⑵ 그것에 대해서 말하는 차원
　　⑶ 뱀을 직접 보는 차원
　　⑷ 뱀을 직접 만지는 차원 등

　이상에서 볼 때 단순히 '뱀에 대한 두려움'이라고 하더라도 네 가지 이상의 차원이 포함된다는 것을 알 수 있다. 물론 이러한 차원은 개인에 따라 또는 문제에 따라 얼마든지 달라질 수 있기 때문에 치료자는 치료 상황에서 내담자와 충분히 대화를 나누고 문제에 대해서 깊이 있게 이해하는 것이 필요할 것이다.

　치료 효과를 높이기 위해서는 이러한 고통 차원을 제대로 살피고 취급하는 것이 중요하다. 동일한 문제를 대상으로 치료 작업을 하더라도 개인의 경험이나 문제 자체의 속성에 따라서 다루어야 할 고통의 차원이 다양하기 때문에 그러한 차원을 제대로 다루어야만 제대로 된 치료 효과를 얻을 수 있을 것이다. 다시 말해서 고통의 차원이라는 관점에서 치료자가 제대로 내담자를 이해하고 문제의 속성을 좀 더 깊이 있게 파악할 때 더욱 효과적으로 EFT 기법을 적용할 수 있고 치료 성과를 얻을 수 있다는 의미이다.

대기업에 다니는 K는 직장 동료인 P와 사이가 아주 좋지 않다. 얼마 전에 사소한 오해가 생겨 심하게 다투었는데 그 후로는 서로 상대방에게 분노를 느낄 뿐 아니라 한 직장에서 일을 한다는 자체가 몹시 큰 스트레스로 느껴졌다. 또한 그에 대해서 생각도 하기 싫고 그와 관련하여 다른 사람에게 이야기하는 것조차 화나고 짜증이 났다.

이와 같은 경우에도 여러 가지의 고통 차원이 개입되어 있는 것을 확인할 수 있다. 만약 K가 자신의 스트레스 문제와 관련하여 도움을 받으러 왔다고 하자. 당연히 상담은 P가 동석하지 않은 상태에서 이루어질 것이다. 그러나 K는 상담 상황에서 자신이 P와 관련하여 어떠한 이유로 스트레스를 느끼는지에 대해서 설명할 것이다. 이때 K는 얼굴에 인상을 쓰고 기분 나쁘거나 화난 표정을 지으면서 거친 말투로 말할 것이다.

이 경우에 치료자는 우선 K가 P에 대해서 말할 때 경험하는 고통의 차원들을 하나씩 해결해 주어야 할 것이다. 몇 차례의 기본 치료 과정을 거치는 동안에 K의 고통 지수가 거의 0에 가깝게 떨어졌다고 하자. 그러나 그렇다고 해서 K가 직장에서 P를 만나거나 같이 일하는 상황에서 여전히 스트레스를 느끼지 않으리라는 보장은 없을 것이다. P에 대해서 말할 때 느끼는 스트레스는 해결되었지만 직접 마주칠 때 느끼는 분노나 짜증은 여전히 남아 있을 수 있다. 만약 상황이 그렇다면 P에 대한 분노가 완전히 해결되었다고 보기 어려울 것이다.

그래서 직접 P와 마주치는 상황이나 (만약 그렇게 하는 것이 현실적으로 가능하지 않다면) P의 눈에 띄지 않는 직장 내의 다른 공간에서 치료 작업을 다시 할 수 있을 것이다. 그렇게 함으로 P에 대한 분노를 완전히 해결할 수 있다.

또 다른 예로 발표 불안의 경우를 들어 보자. 이 경우에도 내담자가 치료를 받기 위하여 자신의 문제를 이야기하는 동안에 느끼는 불안의 정도와는 별도로 발표 현장에서 경험하는 실제적 불안이라는 또 다른 차원이 개입된다. 따라서 치료를 위한 전략은 발표에 대해서 말하는 과정에서 경험하는 불안뿐 아니라 실제로 발표하는 현장에서 경험하는 모든 불안에 초점을 맞춰야 할 것이다.

요컨대 확실한 치료 효과를 확보하기 위해서는 문제와 관련하여 어떤 차원이든 별개의 차원이 존재한다면 별개의 문제로 취급하고 다루어야 한다는 점을 명심할 필요가 있다.

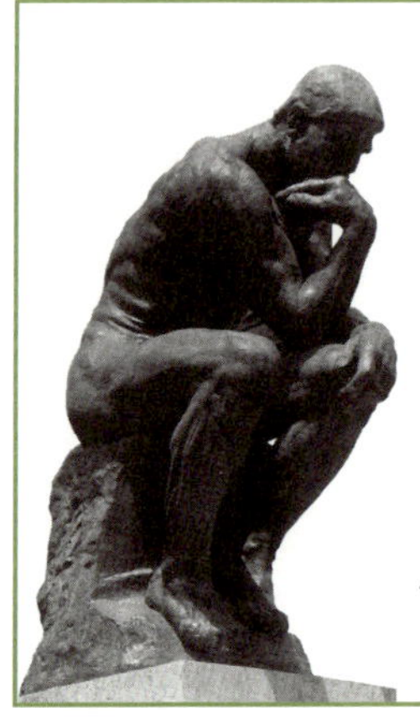

고통 차원

4. 지속성의 원리

비록 대부분의 경우에 EFT가 빠른 시간 내에 효과를 발휘하지만 항상 만족스런 결과를 얻을 수 있는 것은 아니다. 다시 말해서 1, 2회의 기본 치료 과정만으로 치료 효과를 발휘하는 경우도 많지만 완치되기까지에는 의외로 오래 걸리는 경우도 얼마든지 있을 수 있다. 그렇기 때문에 몇 차례 기본 치료법을 시도했음에도 기대하는 만큼 효과가 없다는 이유로 두드리기를 그만 두지 않기를 바란다. 완전한 치료 효과를 얻기 위해서는 단 몇 차례 시도해 보는 것으로 만족하지 말고 끝까지 가고자 하는 끈기와 지속성이 필요하다.

실제로 어떤 문제는 다양하고 복잡한 고통 차원을 포함하기 때문에 1, 2회의 기본 치료법만으로는 부족하다. 하루에 몇 번씩 기본 치료법을 시도할 뿐 아니라 몇 주 동안 지속적으로 계속 시도해야 할 때도 있다. 이 경우에 포기하지 않는 마음과 끈기가 필요하다.

5. 구체성의 원리

효과적인 치료를 위해서는 문제를 취급할 때 최대한 구체적으로 접근해야 한다. 문제가 구체화될수록 그 문제와 관련하여 직접적으로 치료 효과를 발휘할 수 있다. 그러므로 너무 광범위하거나 일반적인 문제 또는 추상적인 문제나 고통을 표적으로 삼지 말아야 할 것이다. 비록 광범위한 문제라 하더라도 그것을 더욱 구체적이고 세부적인 차원으로 구분한 후 처리해야 한다.

예를 들어 우울증이라는 문제 역시 아주 막연할 수 있다. 그렇기에 우울증의 구체적인 차원을 구분해서 처리할 필요가 있다. 과거에 실패를 경험한 것에 대한 분노, 미래에 대한 절망감, 현실에 대한 무력감과 같은 차원으로 세분화하여 각각의 차원에 따라 치료를 하는 것이 궁극적으로 우울증 자체를 치료하는 효과를 높일 수 있다.

여기서 숲과 나무의 비유를 들 수 있을 것이다. 숲은 막연하고 추상적인 차원에서 문제를 취급하는 것을 의미하며 나무는 구체적이고 개별적인 차원을 말하는 것이다. 그러므로 효과적인 치료를 위해서는 숲을 취급하기 전에 그 숲에 있는 나무를 하나씩 치료해야 한다. 그렇게 하다 보면 숲 전체가 서서히 치료된다. 그러므로 구체성의 원리는 문제를 최대한 세분화하여 치료해야 한다는 의미를 말하는 것이다.

6. 효과 일반화의 원리

우리는 문제를 가능하면 구체화하고 세분화할 필요가 있음을 말하면서 숲 대신 나무를 중심으로 치료 작업을 하는 것이 중요함을 알았다. 그런데 그렇게 하다 보면 너무 많은 나무(차원)를 다루어야 하며

많은 시간이 소요된다는 단점이 있다. 그러나 실제로 나무를 취급하
다 보면 숲의 전체 나무를 다 치료하지 않아도 일부 나무의 치료 효과
가 전체 숲으로 퍼져 나가 결과적으로 숲 전체가 치료되는 효과를 거
둘 수가 있다.

다시 말해서 숲속에 100그루의 나무가 있다면 그 100그루를 일일
이 치료하지 않고 열 그루나 스무 그루 정도만 치료했는데도 숲 전체
가 치료될 수가 있다는 논리인 것이다. 이것이 바로 효과 일반화의 원
리이다.

7. 실험 정신

EFT가 적용될 수 있는 문제의 종류는 아주 많다. 신체적 고통의 문
제뿐 아니라 심리적 고통의 문제에 이르기까지 다양하고 많은 문제에
적용된다.

그러나 EFT가 어느 범위에까지 적용될 수 있으며 효과를 발휘할
수 있을지에 대해서는 아직 명확하게 결론내리기 어렵다. 개인과 상
황에 따라 더욱 효과적으로 적용될 수도 있고 그렇지 않을 수도 있다.

그렇기 때문에 특정 문제나 고통의 상황에서 EFT가 적용될 수 있
을지 어떨지에 대해서는 어떠한 결론도 내리려 하지 말고 일단은 시
도해 보는 것이 EFT의 기본 정신이다. 무엇에든 시도해 보라. 어떤

문제에든 적용해 보라. 그래서 효과가 있으면 좋은 일이고 설사 효과가 없다고 하더라도 손해될 일은 없다. EFT에는 어떠한 부작용도 없기 때문이다.

그러므로 실험정신은 EFT를 발전시키는 훌륭한 원리이다. 어떤 것이든 시도해 보고 경험해 보라. 그만큼 얻을 것이다.

8. 결론

기본 치료 과정을 반드시 암기하라. 사실 무조건적인 암기는 별로 도움이 되지 않는다. 자꾸 반복하여 실험하면 기본 치료 과정과 각 타점들이 저절로 기억될 것이다.

그리고 어떤 정서적·육체적 문제라 하더라도 개별 문제에 적절한 긍정적 암시문과 단축어와 함께 두드리기 기법을 적용하라. 가능하면 문제를 구체적인 차원으로 세분화하고 개별 차원에 따라 치료 과정을 밟으라. 필요하다면 모든 문제가 완전하게 해결될 때까지 지속성과 끈기를 갖고 해 보라.

모든 일에 EFT를 적용해 보는 실험 정신을 갖고 말이다.

VI 치료를 방해하는 요소

이미 말한 것처럼 기본 치료 과정만으로도 부정적 경험과 관련하여 80% 정도의 치료 성공률을 확보할 수 있다. 불과 수 분 내에 그만한 치료 성과를 거둘 수 있다는 것은 유례없는 일이다. 기존의 어떤 심리치료나 의학적 치료에서라도 약 복용이나 침술 없이 이만한 치료율을 보인다는 것은 획기적인 일일 것이다.

그럼에도 추가적인 방법이나 원리를 익힐 때 치료 성공률을 더욱 높일 수 있다. 다시 말해서 완전한 치료를 방해하는 요소들을 이해하고 그것을 제거할 수 있다면 더 완벽한 치료가 이루어질 수 있다고 하겠다.

그뿐 아니라 공식에 따라 치료를 제대로 했다고 판단되는데도 원하는 만큼 치료 성과를 얻지 못했다고 생각될 때 치료의 방해 요소가 작용했을 우려가 있다는 점을 고려해야 한다. 완전한 치료를 방해하는 요소는 여러 가지가 있는데 이들에 대해서 하나씩 설명하겠다.

1. 고통 차원

고통 차원에 대해서는 이미 앞에서 설명한 바가 있다. 다시 말해서 어떤 고통의 문제들은 한 가지 차원에서만이 아니라 여러 가지 차원에서 고통을 유발한다고 할 수 있다.

과거의 충격적인 사건이나 트라우마로 인해 고통을 겪는 사람이라면 그것 자체에 대해서 생각하는 것도 고통스럽고 그 사건 현장에 가는 것도 고통스러울지 모른다. 그리고 그 사건과 관련된 사람을 만나는 것, 그 사건에 대해서 이야기하는 것 자체도 고통스러울 수 있다. 이 모든 것이 고통의 차원이라고 할 수 있는데 이를 치료할 때는 각각의 차원을 별개의 문제로 보고 다루어야 한다는 뜻이다.

만약 그러한 차원을 개별적으로 다루지 않는다면 치료의 완벽성을 기할 수 없다. 하나의 차원에서는 치료가 이루어졌지만 다른 차원이 나타날 때는 여전히 문제나 고통이 재발할 수 있기 때문이다.

내담자의 문제와 관련된 다양한 차원을 구체적으로 찾아내서 그것을 하나씩 다루어 주고 치료할 수 있는 사람이 유능한 치료자라 할 수 있을 것이다. 그래서 각 차원마다 별도의 EFT 순회가 이루어져야 한다. 그리고 특정한 문제에 여러 가지 차원이 개입되어 있다면 각 차원에 대해서 별도 EFT 순회가 적용되어 모든 차원에서 고통 지수가 0이 될 때까지 진행해야 한다. 그렇지 않으면 완전한 회복이 어려울 것이다.

한편 고통 차원은 다음과 같은 몇 가지 종류로 나누어서 생각해 볼 수 있다.

▶ 정서

때때로 고통 차원은 서로 관련 있는 일련의 정서 집합체라고 할 수 있다. 예를 들어 우리가 어떤 것에 대한 두려움을 가지고 있다면 자신이 그러한 정서를 갖는 데 대해 당황하거나 화가 날 수도 있다. 이렇게 서로 관련 있는 정서들은 바로 문제의 서로 다른 차원들이라고 할 수 있다. 그러므로 진정한 문제 해결을 위해서는 이들 각각의 정서를 제각각 다루어야 할 필요가 있다.

▶ 사건

때때로 고통 차원은 서로 관련 있는 일련의 사건 집합체라고 할 수 있다. 예를 들어 보자. 어떤 사람이 교통사고를 경험한 후에 자동차 운전에 대한 불안을 느껴 운전을 하지 못하는 경우가 있다. 그런데 그 사고의 과정은 이러하다.

그는 어느 날 밤에 지방의 국도를 정상속도로 운전하고 있었다. 그런데, 반대편 차선에서 한 자동차가 갑자기 큰 경적 소리를 내고 상향등을 켠 채 달려오는 것을 보았다. 그때 그는 순간적으로 너무 놀라서 급브레이크를 세게 밟았다. 그의 자동차는 중앙선을 침범하여 그 차와 정면 충돌하였을 뿐 아니라 뒤에서 달려오던 자동차가 그의 차를 추돌

하는 대형사고가 발생하였다.

이때 그의 자동차는 앞뒤로 심하게 찌그러졌으며 그는 심하게 다쳤고 의식을 잃었다. 그가 깨어났을 때 병실에서는 심한 약품 냄새가 진동했으며 온몸에서 극심한 통증이 느껴졌다. 그 사고로 그는 몇 개월간 병원에 입원해 있어야만 했다.

이 사례에서 볼 때 그는 반대편 차선에서 오는 자동차의 불빛과 경적소리에 놀라서 급브레이크를 밟았고 그 자동차와 부딪쳤으며 뒤에서 오던 차와도 부딪쳐 중상을 입었다. 이것은 단순한 사건 같지만 결국 서로 관련 있는 사건들이 연결되고 합해진 것이라고 볼 수 있다.

그러므로 효과적인 치료를 위해서는 그러한 일련의 사건 과정에 대해서 하나씩 EFT 순회를 해야 할 것이다. 그러나 동시에 초기의 몇 가지 상황에서 효과를 본다면 그 효과는 일반화되어서 전체적으로 긍정적인 영향을 미치고 효과를 보게 될 수도 있다.

이러한 과정은 앞에서 소개한 바 있는 '영화 기법'과 같은 방법으로 처리될 수 있다. 만약 우리가 특정 사건을 촬영한 영화를 본다면 일련의 상황이 순서대로 펼쳐지면서 특정 사건이 발생하는 장면을 볼 수 있다. 이때 개별 상황 각각을 정지 화면으로 바꾸어 그것을 한 개의 사건으로 여기고 EFT 순회를 할 수 있는데 이것을 영화 기법이라고 한다.

▶ 사고(思考)나 신념

고통 차원은 경우에 따라서 서로 관련 있는 일련의 사고나 신념 집합체라고 할 수 있다. 문제 해결 과정에서 방해가 되는 것 중 한 가지는 바로 무의식적 사고나 신념이다.

만약 스스로 문제가 있다고 생각한다면 다음과 같은 자문을 해 보자. "나는 이 문제에 대해서 어떻게 생각하는가?" "이 문제를 해결하기 위한 내 능력에 대해서 나는 어떻게 생각하는가?" 이러한 물음에 답을 얻는 과정에서 혹시 부정적 신념이나 제한적 신념을 발견한다면 즉시 그것에 대해서 EFT 순회를 하라.

▶ 신체 감각

고통 차원은 때때로 서로 관련 있는 일련의 신체적 감각 경험의 집합체라고 할 수 있는데, 이러한 감각 경험들은 EFT 순회를 할 때마다 그 강도가 바뀔 수 있다. 그러므로 부정적인 신체적 감각 경험이 일어난다면 그것이 완전히 해결될 때까지 계속적이고 반복적으로 EFT 순회를 하라.

만약 여러 가지 부정적인 경험이 동시에 일어난다면 더욱 강렬한 경험에 먼저 집중하고 그것을 중심으로 EFT 순회를 하도록 하라. 강렬한 순서대로 순차적으로 처리를 하다 보면 나머지 부정적 경험들은 조금씩 힘을 잃으면서 좀 더 쉽게 견디게 되거나 고통이 서서히 사라질 것이다.

EFT는 신체 에너지 기법이다. 그래서 말을 많이 할 필요는 없다. 마음이 어떻게 작용하든 지속적으로 집중하고 치료하는 것이 중요하다.

2. 무의식적 저항

이 부분에 관해서도 이미 앞에서 설명했다. 무의식적 저항은 저항 무의식이라는 말로도 불릴 수 있는데 이것은 내담자의 무의식에 자리 잡고 있는 것으로, 치료에 저항하여 방해되는 요소들이다. 심리학이나 NLP에서는 분아(分我 : parts)라는 것이 있다. 분아는 사람의 마음 속에 있는 또 하나의 마음이라고 할 수 있다. 물론 분아는 하나만 있는 것은 아니다. 즉 한 사람이 여럿의 분아를 가질 수도 있다.

한 사람에게 다양한 분아가 있다는 것은 한 가지 일에 대해서 여러 개의 마음이 있을 수 있음을 의미한다. 이 여러 개의 분아는 한마음이 되지 못하고 각자 다른 마음으로 갈등하는 관계로 존재한다. 그래서 마음이 괴로워지고 집중을 하지 못하게 되는 것이다. 이렇게 집중을 방해하는 분아는 곧 치료 작업에도 방해 요소로 작용한다. 이것이 곧 무의식적 저항으로 나타난다.

무의식적 저항 현상이 일상에서 나타나는 예는 다양하다. 몇 가지 예를 들어 보면 다음과 같다.

▶ 운동선수의 슬럼프

운동선수가 제대로 성과를 내지 못하고 슬럼프에 빠졌다면 그것은 바로 무의식적 저항 때문이라고 할 수 있다. 즉 신체적으로나 표면적으로는 아무런 문제가 없는데도 선수가 왠지 기운이 떨어지거나 제대로 성과를 내지 못하는 경우를 볼 수 있다.

우리는 유명 연예인이나 스포츠 스타들이 슬럼프를 겪는 것을 흔히 봐 왔다. 야구의 박찬호 선수와 골프의 박세리 선수도 오랫동안 슬럼프에 빠져 힘든 시간을 보냈다. 1990년대 말, 우리나라가 IMF의 시련을 어렵게 겪고 있을 때 두 선수는 미국에서 최고의 성적을 올리면서 우리에게 희망과 용기를 주었다.

그러나 그 후에 박찬호 선수는 허리 부상을 입으면서 장기 슬럼프에 빠졌고 박세리 선수도 변변한 기록을 제대로 못 내는 형편에 처했다. 다행히 이후에 두 선수 모두 회복되어 과거의 활약을 재현하긴 했지만 여러 가지 기록이나 여건이 전성기 때만큼 실력 발휘가 안 되고 있는 것이 사실이다. 이러한 문제는 비단 운동선수들만의 문제는 아니다. 사람은 누구나 일생을 살아가는 동안에 종류와 정도는 달라도 그와 비슷한 일을 겪는다. 이러한 때 무의식적 저항 현상이 작용한다고 할 수 있다.

▶ 중독

중독증은 치료가 어렵다고 한다. 중독을 일으키는 것으로 술과 담배를 생각해 볼 수 있다. 실제로 우리 사회에서 이 두 가지 때문에 고민하는 사람이 많으며 해마다 새해가 되면 이를 끊겠노라고 맹세하는 사람이 많지만 성공하는 사람은 많지 않다. 비만 문제도 사실은 많은 경우에 음식과 관련한 중독 현상이라고 볼 수 있다. 왜냐하면 음식을 적절하게 먹고 조절해야 하는데 그렇게 하지 못하기 때문이다. 물론 그렇게 할 만한 심리적 이유가 반드시 있긴 하지만 말이다.

중독의 경우 뒤에서 다시 구체적인 설명이 있을 것이므로 참고하기 바란다.

▶ 건강 문제

건강 문제는 신체적인 것과 심리적인 것 두 가지로 생각할 수 있다. 먼저, 신체적 차원에서 생각해 본다면 대표적으로 퇴행성 질병을 들 수 있다. 퇴행성 질병들은 특히 치료가 쉽지 않은 것으로 알려져 있다. 그러한 질병의 예로는 암, 에이즈, 다발성 경화증, 류머티즘 질병, 낭창(狼瘡) 또는 루푸스(얼굴이나 목 따위의 결핵성 피부병), 관절염, 당뇨 등을 들 수 있다.

한편 심리적 차원에서는 우울증을 꼽을 수 있다. 이것은 대표적인 심리적 증상이지만 그 외에도 불안증, 강박증 등의 심리적 증상들은 중독 현상과 마찬가지로 치료가 잘 되지 않는 것으로 알려져 있다. 실제로 우울증 환자들은 장시간, 심지어는 몇 년간 우울증세로 인해 고생하는 것을 볼 수 있다. 대개는 약물치료를 하지만 효과는 그렇게 빨리 나타나지 않거나 제대로 치료가 되지 않는 것이 보통이다. 늘 약물에 의존해야 하는 것이 대부분 우울증 환자들의 현실이다.

▶ 학습 문제

학생들에게 학습 문제는 대단히 중요하게 취급되어야 할 부분이다. 물론 학습 문제는 학생뿐 아니라 성인에게도 해당된다. 많이 노력하는 것에 비해 성적이 잘 오르지 않는 경우가 있는데 이는 집중력 부족, 인내력 부족, 기억력 부족 등의 문제에 부딪치기 때문이다.

그뿐 아니라 공부에 진전이 없는 경우, 특정 과목을 싫어하거나 특별히 어려운 과목도 있다. 그래서 학습 부진, 학습 장애의 문제가 현실적으로 심각하게 대두되어 왔다.

이 외에도 쉽게 극복되지 않고 고통이 장시간 지속되는 문제는 많다. 그리고 어떤 뜻이나 목표를 갖고 추진하지만 제대로 성과를 내지 못하거나 성취하지 못하는 경우도 많다. 이럴 때 우리는 "목표의식이 약하다", "의지력이 부족하다", "정신이 나갔다"와 같은 말로 설명하려 한다.

그러나 이 모든 일의 공통점은 결국 마음속에서 작용하는 무의식적 저항이라고 할 수 있다. 무의식적 저항 현상이 생기는 주된 심리적 원인으로는 일반적으로 부정적 사고를 생각할 수 있다. 이 부정적 사고와 관련하여 특히 NLP나 시간선 치료 분야에서는 제한적 신념이라는 말로도 설명을 하는데 이것은 무의식 속에서 자신의 성장, 발전, 치유를 방해하는 부정적 작용을 하게 된다.

EFT에서는 사실상 이러한 저항 현상은 인체 에너지 체계의 극성이 뒤바뀌는 문제와 관련된다고 해석한다. 무의식적 저항은 곧 심리적인 차원에서 이루어지는 것이지만 결국에는 인체의 에너지 체계에 영향을 미치고 그러한 것이 다시 심리적인 차원에 영향을 미치게 되는 상관관계가 성립된다고 볼 수 있다.

에너지 체계의 극성이 바뀐다는 것은 기본적으로 에너지 체계의 흐름을 불가능하게 하는 결과를 만들게 된다. 그래서 이런 상태에서는 어떠한 치료도 제대로 성과를 내기가 어렵다. 일반적인 상담이나 심리 치료, 의료적 신체 치료, 중독 치료, 비만 치료, 심지어 교육 현장에서도 성과를 내기 어렵게 된다.

심리적 저항이 생기고 에너지 극성이 반전될 때 제대로 치료가 되거나 성과를 낼 수 없는 것은 당연하다. 그러므로 치료의 완벽을 기하기 위해서는 심리적 저항을 제거하고 극성을 바로잡아 주는 것이 필요하다.

심리적 저항이 작용하는지, 에너지 체계의 극성 반전 현상이 있는지를 알아볼 수 있는 방법으로는 앞에서 소개했던 근력 테스트가 있다. 피험자는 자신의 문제와 관련하여 그것을 해결하고 싶은가에 대해 말하거나 생각하는 동안에 실험자가 피험자의 팔을 아래로 누르게 된다. 그때 그 힘의 세기가 어느 정도인지를 확인하면 진정으로 (무의식 속에서도) 문제 해결을 원하는지 아니면 심리적 저항이 있거나 극성 반전이 있는지를 쉽게 알아낼 수 있다.

만약 심리적 저항이나 극성 반전이 있다면 인체의 에너지 수준은 저하될 것이며 그런 상태에서는 팔의 힘이 약해져서 실험자가 아래로 누르는 팔의 힘에 피험자가 저항하기 어려울 것이다. 그러므로 근력 테스트는 심리적 저항 현상을 측정하는 좋은 수단이 된다.

EFT에서는 이미 모든 치료 상황에서 무의식적 저항 현상이 있을 것으로 가정하고 그것에 대한 대책으로 준비 단계를 설정하였다. 즉 EFT에서는 일일이 무의식적 저항의 존재 여부를 측정하지 않고 모든 치료 상황에서 자동적으로 무의식적 저항을 제거하고 에너지 극성을 교정하는 과정을 밟도록 하고 있다.

더 구체적으로 말하면 준비 과정에서 특정한 형태의 긍정적 암시문을 말하고 가슴 문지르기를 하거나 손날 두드리기를 하는 것은 바로 무의식적 저항을 제거하거나 에너지 극성을 바로 잡기 위한 것이다. 그렇기 때문에 EFT가 효율적이라고 할 수 있다.

3. 쇄골 호흡의 문제

극히 일부의 경우 인체 내에서 유발되는 독특한 형태의 에너지 혼란으로 인해서 기본 치료 과정이 방해를 받는 경우가 생긴다. 그에 대한 상세한 내용은 여기서 언급하기 어렵지만 그 문제를 해결할 수 있는 방법을 소개하고자 한다. 여기서는 그러한 문제를 쇄골 호흡 문제라고 부르겠지만 이러한 이름은 쇄골이나 호흡의 문제와 관련되기 때문에 붙은 것이 아니라 다만 그 문제를 해결하기 위하여 사용되는 쇄골 호흡법과 관련되기 때문이라는 사실을 이해할 필요가 있다.

이 방법은 원래 TFT 창시자인 칼라한 박사가 개발한 것인데 기본 치료법을 계속 사용했는데도 만족할 만한 효과가 나타나지 않을 때 사용할 수 있다. 그렇기 때문에 일반적인 경우에는 별로 필요가 없는 기법이기도 하다. 기본적으로 이 방법은 특별한 방식으로 호흡을 하면서 손가락 두드리기를 하는 것으로서 2분 정도 소요된다.

구체적인 쇄골 호흡법의 절차는 아래와 같은데 여기서는 일단 오른쪽 손을 중심으로 시작하는 방법을 설명하겠다.

(1) 어깨와 팔을 옆으로 벌리되 쇄골 부위에 닿는 부분은 각 손의 검지와 중지의 두 손가락 끝과 가운데 손가락 마디가 되도록 하라. 먼저 오른쪽의 두 손가락을 오른쪽 쇄골 타점에 두라. 그리고 왼쪽 손의 두 손가락으로 오른쪽 손에 손등 두드리기를 하라. 즉 이 말은 왼쪽 손가락으로 오른쪽 손등의 전역 타점을 연속적으로 두드리라는 뜻이다. 이때 아래와 같은 방식으로 5회 호흡을 해야 한다.

① 반 숨을 마시고 멈춘 상태에서 7회 두드린다.

② 숨을 끝까지 마신 상태에서 멈추고 7회 두드린다.

③ 반 숨을 내쉬고 멈춘 상태에서 7회 두드린다.

④ 숨을 끝까지 내쉰 상태에서 멈추고 7회 두드린다.

⑤ 정상적인 호흡을 하는 동안에 7회 두드린다.

(2) 오른쪽 손가락을 왼쪽 쇄골 타점에 두라. 그리고 위와 같은 방식으로 실시하라.

(3) 오른쪽의 두 손가락을 주먹을 쥘 때처럼 구부려서 가운데 마디가 튀어나오게 하라. 그리고 그 두 개의 손가락 마디를 오른쪽 쇄골 타점에 놓고 위와 같은 호흡을 하는 동안에 왼쪽 손가락으로 오른 손등의 전역 타점을 연속적으로 두드리라.

(4) 이상의 과정을 왼쪽 쇄골 타점에 놓고 반복하라. 이로써 전체 쇄골 호흡법의 반을 마친 셈이다.

(5) 이번에는 손을 바꾸어서 왼손의 손가락이나 손가락 마디로 오른쪽 쇄골에 놓는 식으로 하면서 위의 과정을 반복 실시하라.

4. 에너지 독소와 알레르기

우리 주변 환경은 온갖 독소로 가득 차 있다. 우리가 사용하는 생활용품이나 음식물 속에도 독소는 있다. 술이나 담배 속에도 독소가 많이 있다는 것은 잘 알 것이다. 우리는 매일 아침에 일어나서 샤워를 하거나 세수를 할 때부터 독소를 사용하는 셈이다. 수돗물에도 독소가 있으며 비누나 샴푸, 린스 등에도 독소가 있기 때문이다. 또한 로션을 비롯한 각종 화장품, 향수 등에 독소가 있는 것은 물론 매일 입는 옷에도 많은 독소가 있다고 한다. 사실 옷의 섬유에도 화학물질이 가미되어 있지만 옷을 세탁할 때 사용하는 세제 속에도 많은 독소가 있기에 옷에도 독소가 많을 수밖에 없다.

우리가 매일 사용하는 전자제품에도 온갖 종류의 독소가 있다. 대표적인 독소라 할 수 있는 전자파는 곳곳에 널려 있다. 휴대전화기, 컴퓨터, 텔레비전, 자동차에도 전자파는 있다. 그리고 주변에 있는 수많은 화학물질이나 그것을 원료로 사용하여 만들어지는 온갖 종류의 음식에도 독소는 있다. 특히 인스턴트 식품에는 독소가 더 많다는 것

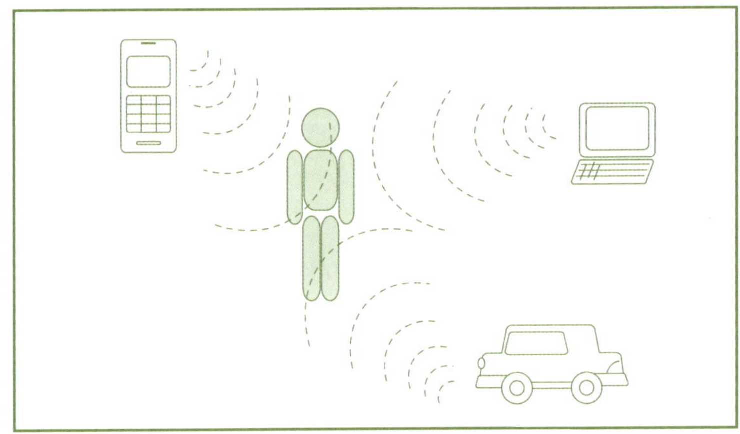

일상에서 접하는 전자파

을 쉽게 인정하지만 건강식이라고 생각되는 음식에도 믿기 어렵지만 독소가 있다.

식물에도 외부 침입으로부터 자기를 방어하기 위한 일정한 화학물질, 즉 독소가 있는 것으로 알려져 있다. 그러므로 그와 같은 식물을 재료로 하여 만들어지는 음식, 각종 인공 조미료나 첨가물이 들어가는 음식들, 심지어 건강식에도 독소가 함유되는 것은 당연하다. 다행히 인체 내에는 그러한 독소를 중화시키는 다른 화학물질이 있어서 별로 문제가 되지는 않지만 우리가 독소에 그렇게 쉽게 노출되어 있는 것이 현실이다.

한편 우리가 주식으로 삼는 음식에도 많은 독소가 함유된다. 설탕, 밀가루를 비롯한 각종 양념이나 쌀에 독소가 있을 수 있다. 과일에도 독소가 있음은 물론이다. 특히 요즘은 농약을 사용하여 농사를 짓는 상황이기에 농산물도 안심하고 먹을 수 있는 것이 드물다.

우리가 아플 때 먹는 약품에도 독소는 있다. 대부분의

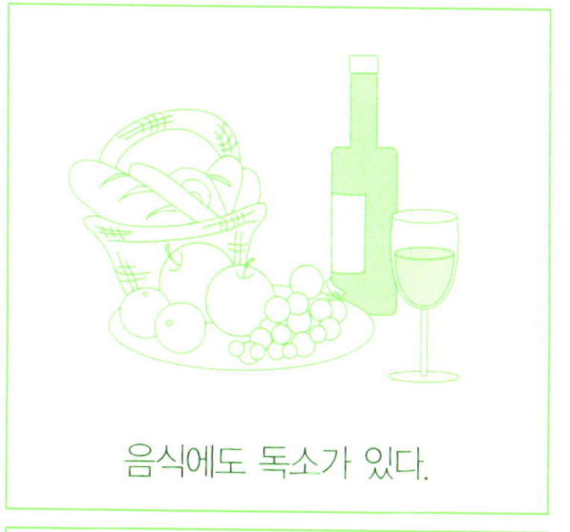

음식에도 독소가 있다.

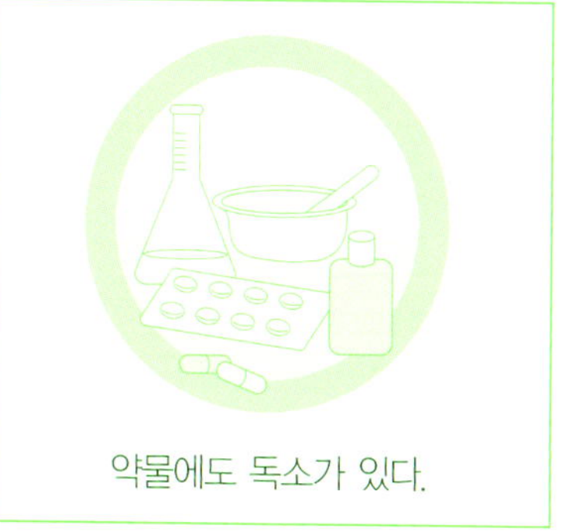

약물에도 독소가 있다.

약이 화학 성분으로 이루어졌다는 사실은 상식에 속한다. 그렇기에 약을 장기간 복용하면 부작용이 생긴다. 그래서 요즘은 자연건강을 찾는 사람이 많아졌다. 가장 중요한 것은 바로 우리가 매일 호흡하면서 마시는 공기에도 독소가 많다는 사실이다. 공기를 생각해 보라. 이 공기가 얼마나 오염되어 있으며 얼마나 더러운가? 이러한 공기를 매일 마시면서 살아가는 우리 몸에 공기를 타고 들어오는 온갖 독소가 가득할 텐데 우리 몸속은 대체 얼마나 오염되어 있을까?

오늘날 건물 증후군이나 새집 증후군 같은 현상도 새로 등장한 문명병으로서 사회적으로 큰 문제가 되고 있는데 이것은 또 다른 독소와 관련되는 것이다. 빌딩 증후군(Sick Building syndrome)이란 1983년 세계보건기구(WHO) 회의에서 최초로 빌딩과 연관된 새로운 증상들의 복합체를 두고 명명한 이름이다. 이것은 특정한 하나의 원인 물질을 찾을 수 없으나 사무용 빌딩의 실내 환경 때문으로 추정되는 두통, 무기력증, 피부 발진, 눈, 코 등의 점막 자극 증상, 호흡기 장애 등의 증상을 의미한다.

또한 새 건물 증후군이라는 것도 집이나 건물을 새로 지을 때 사용하는 건축 자재나 벽지 등에서 나오는 유해 물질로 인해 거주자들이 느끼는 건강상 문제 및 불쾌감을

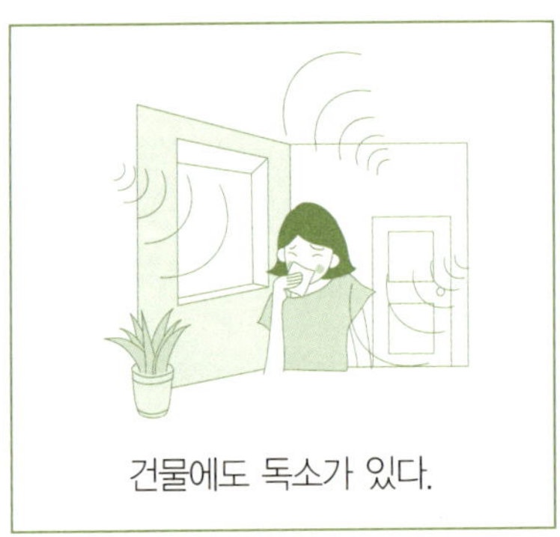

건물에도 독소가 있다.

말하는 것이다. 새집에 사용한 여러 자재에서 휘발성 유기 화합물이 배출되는데 그 종류로는 벤젠·톨루엔·클로로포름·아세톤·스틸렌·포름알데히드 등의 발암 물질을 꼽을 수 있다.

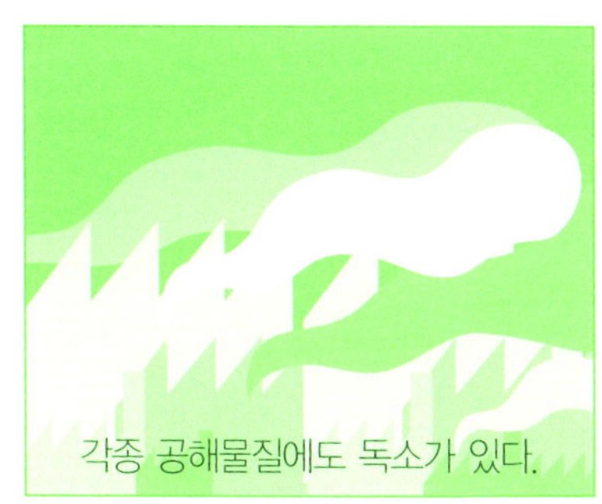

각종 공해물질에도 독소가 있다.

사람의 인체는 본능적으로 스스로를 방어할 수 있는 체계를 갖추고 있다. 그리고 자연치유 능력도 함께 갖추고 있다. 그러나 그것도 어느 정도다. 몸 안에 독소가 너무 많이 쌓이면 인체의 방어 능력이 제대로 발휘될 수가 없다. 그럴 때 건강에 적신호가 오는 것이다.

사실 알레르기라는 것은 우리 몸이 스스로를 방어하기 위하여 나타내 보이는 반응에 해당한다. 알레르기 반응의 예는 통증, 발진, 가려움과 같은 것을 꼽을 수 있다. 물론 이러한 알레르기는 많은 경우 심리적 요인과 관계가 깊다고 할 수 있다.

하지만 화학적 차원에서 알레르기가 유발되는 경우도 많다. 즉 앞에서 설명한 외부의 독소들이 인체 내의 화학반응을 유발하게 되는데 그 결과로 외부적으로는 고통스런 알레르기 반응에 해당하는 증상들이 생기게 된다. 그래서 EFT의 방법으로 인체 내의 독소를 제거하기 때문에 효과적으로 알레르기를 치료하기도 한다.

그러나 일상적으로 알려진 사전적인 의미의 알레르기와는 다른 형태의 알레르기 반응도 있을 수 있다. 그것은 반드시 외부의 증상으로 나타나는 것이 아니기 때문에 사전적인 알레르기는 아니다. 그러나 그것은 인체 내에서 에너지 체계에 고통스런 자극을 준다는 의미에서 알레르기와 같은 것이다. 즉 에너지 체계 알레르기라고 할 수 있는 이 것에 대한 적절한 용어가 없기 때문에 '에너지 독소'라는 이름으로 부를 수 있다.

인체 외부로 드러나는 알레르기가 개인에게 고통을 주고 원만한 일상생활을 방해하는 요소로 작용하듯이 에너지 독소 또한 인체의 원활한 기능을 방해한다. 이러한 독소는 일상의 부정적인 인체 반응에 영향을 미쳐 일반적인 치료를 방해하기 때문에 비만 치료와 같은 치료가 제대로 성과를 거두기 어렵고 각종 중독 치료가 어려워진다. 또한 바로 그러한 이유로 각종 알레르기도 치료가 어려운 것으로 인식되고 있으며 각종 난치병이 좋은 치료법을 적용하고 약을 투약함에도 기대만큼 효과가 발휘되지 않는다.

한편 에너지 독소가 있으면 EFT의 치료 효과도 제대로 발휘되기 어렵다. 그러므로 일반적인 치료에서뿐 아니라 EFT 치료의 효과를 극대화하기 위해서는 에너지 독소를 제거하는 것이 필수라고 하겠다. 에너지 독소를 제거하기 위해서는 정확하게 어떤 에너지 독소가 있는지를 파악하는 것이 우선일 것이다. 그러한 독소를 진단하는 방법도 있지만 이러한 내용들은 본서의 범위를 넘어서기 때문에 더 이상의 설명을 생략하고자 한다.

다만 여기서는 EFT 치료를 다양하게 실시했음에도 치료 효과가 크게 나타나지 않는다면 독소의 영향에 대해서 고려해 볼 필요가 있음을 가정하고 그 경우에 활용할 수 있는 방법을 소개하고자 한다. 독소가 치료를 방해했다고 할 때 독소의 종류와 상관없이 독소로부터 벗어나서 EFT 치료의 효과를 높일 수 있는 방법에 대해서 살펴보자.

⑴ 우선 현재의 위치에서 벗어나라. 즉 주변에는 인체에 영향을 미칠 에너지 독소가 있을 것이므로 일단은 현재의 위치에서 벗어나서 다른 곳으로 이동하라. 만약 실내에 있다면 실외로, 사무실에 있다면 흡연이 금지된 휴게실로, 자동차 근처에 있다면 자동차가 없는 곳으로 자리를 이동해 보라. 그리고 그곳에서 EFT 치료를 다시 시작해 보라. 만약 그렇게 해도 소용없다면 다시 다른 자리로 가서 EFT 치료를 시도해 보라.

⑵ 형편이 허락한다면 목욕이나 샤워를 하되 비누를 사용하지 마라. 그런 다음에 다시 EFT 치료를 시도해 보라. 우리가 입고 있는 옷에는 많은 독소가 포함되어 있다. 세탁 시에 사용하는 세제는 물론이지만 일상생활을 하면서 많은 독소의 영향을 받기에 그러한 잔재물들이 옷에 묻어 있을 수 있다. 그리고 목욕이나 샤워 시에 사용하는 비누에도 독소가 있으므로 비누를 사용하지 말라는 것이다. 이후에 다시 처음부터 EFT 치료를 시도해 보라. 뜻밖에 치료 효과를 거둘 수가 있다. 만약 그렇게 해서 도

움이 되었다면 독소가 치료를 방해했다고 볼 수 있다.

(3) 만약 위와 같이 시도했는데도 여전히 효과가 없다면 하루나 이틀 후에 EFT 치료를 시도해 보라. 어쩌면 주변에서의 독소 때문이 아니라 내담자 자신 속에 있는 독소의 영향으로 치료가 잘되지 않을 수 있다. 다시 말해서 최근에 섭취한 음식물 속에 포함된 독소가 몸 안에 녹아 있어서 그것이 영향을 미쳤을 수도 있다는 것이다. 그러므로 하루나 이틀 정도 기다리는 동안에 그 독소가 몸 바깥으로 배출될 것이며 그렇게 배출된 이후에 다시 EFT 치료를 하면 의외로 효과를 거둘 수가 있다.

그런데 만약 매일 섭취해야 하는 식품이나 애용품이 있다면 하루나 이틀을 기다린다고 해도 별다른 개선이 이루어지지 않을 것이다. 매일 커피나 우유를 마시거나 빵을 먹는 사람의 경우도 마찬가지다. 그러한 음식물 속에 독소가 포함되어 있을 것이고 그것이 몸 안에 녹아서 개인에게 부정적 영향을 미친다면 그러한 음식을 포기하지 않는 한 며칠을 기다린다고 해결될 일이 아니다. 이런 경우에는 근원적으로 EFT 치료 효과가 제대로 발휘되기 어렵다.

사실 우리가 즐겨 먹는 음식이나 식품에도 많은 독소가 포함되어 있다. 그래서 앞에서도 언급했듯이 채소나 과일은 물론 각종 건강식도 마찬가지로 독소를 포함하고 있다. 다행히 우리 몸 안에는 그러한 독소에 대항하여 건강을 지킬 수 있는 장치, 즉 면역 체계가 마련되어 있지만 그런 기능이 제대로 발휘되지 못하고 독소의 영향 앞에서 굴복하는 경우가 생긴다. 예를 들어, 특정 독소가 과잉 축적될 때와 같은 경우에는 문제가 생기게 된다. 그때는 몸의 에너지 체계의 균형이 깨짐으로써 저항력이 제 기능을 발휘하기 어렵다. 그래서 실제로 어떤 치료법에서는 몸 안의 독소를 제거하는 해독 치료나 청소 치료를 하기도 한다.

그런데 특정 독소가 모든 사람에게 동일하게 부정적 영향을 미치는 것은 아니다. 즉 개인마다 영향을 미치는 정도는 차이가 있다. 그리고 때로는 어떤 사람에게는 별로 영향을 미치지 않을 수도 있다. 그야말로 개인차가 크다고 할 수 있다.

그런데 문제는 그러한 개인차를 알아내기가 쉽지 않다는 것이다. 그리고 주변이나 몸 안에 있는 많은 독소 중에서 어떤 독소가 실제로 영향을 미쳤는지에 대해서도 잘 알기 어렵다. 그런데도 그러한 독소 때문에 EFT 치료가 부정적으로 영향을 받는다면 어떻게 하든 그 독소 자체를 제거하지 않으면 안 될 것이다.

실상 어떤 식품이 개인에게 독소로 작용할 수도 있고 그렇지 않을 수도 있지만 일반적으로 독소를 포함하고 있는 식품의 종류는 다음과 같다.

백설탕, 알코올, 약초, 커피, 니코틴, 향료, 밀가루, 차, 유제품, 옥수수, 카페인, 고추, 식초, 달걀 일반적으로 독소에 노출되거나 섭취한 경우에는 다음과 같은 증상을 보일 수가 있다.

맥박 수 증가
수분 배출로 인한 부종
변비
설사
발진
체중 변화
심한 피로감
우울 증상
불안 증상

한편 독소가 심리적·신체적으로 부정적인 영향을 미친다는 사실을 객관적으로 확인할 수 있는 방법이 있는데 그것은 앞에서 소개한 HRV 테스트와 근력 테스트이다. 즉 독소와 접촉하고 있을 때 나타나는 HRV 반응이나 근력 테스트 반응은 독소가 없을 때의 정상적인 상태에서의 반응과 다르게 나타난다는 것을 통해서 독소의 존재나 영향력 유무를 확인할 수 있다. 이러한 예들은 독소가 실제로 인체의 에너지 흐름을 방해하고 에너지의 불균형이나 혼란을 초래한다는 사실을 잘 보여 주는 실질적인 증거가 된다.

독소가 인체 외부에 있거나 내부에 있거나 상관없이 독소의 문제가 있다면 그 문제를 EFT를 통해서 문제를 해결할 수 있다. 그 방법은 긍정적 암시문을 다음과 같은 요령으로 작성하는 것이다.

"나는 비록 밀가루에 민감하지만……."
"나는 비록 복숭아에 알레르기가 있지만……."
"나는 비록 비누를 사용할 때 가려움이 생기지만……."
"나는 비록 우유를 마시면 배탈이 나지만……."

실제로 독소를 제거함으로써 완벽한 EFT 치료 효과를 얻은 경우가 많다. 그것은 EFT 창시자인 크레이그의 임상 사례에서도 잘 나타나고 있다. 즉 크레이그의 한 친구는 수 년 동안 우울증으로 시달리고 있었다. 그래서 그는 늘 항우울제를 복용하면서 생활했지만 그것은 일시적인 효과를 가져올 뿐이었다. 그런데 어느 날 그는 자신이 밀가루에 민감하다는 사실을 우연히 알게 되었다. 그래서 주변에 있는 밀가루 식품을 모두 없애고 어떠한 밀가루 음식도 섭취하지 않았는데 그 결과는 아주 놀라웠다. 우울증이 완전히 사라져 버렸다. 어떠한 약도 해결하지 못했으며 EFT조차 시도하지 않았는데 말이다. 밀가루 식품을 끊은 것만으로 성공한 것이다.

TFT 창시자인 칼라한 박사도 독소를 제거함으로 치료 효과를 거두었던 임상 사례가 몇 건 있다. 그는 50대 때 만성 피로 증후군으로 시달렸는데 중국 침술사에게 치료를 받은 적이 있다. 그러나 그는 침을 맞고 한약을 복용했는데도 차도가 없다는 사실에 의심을 품고 여러 가지 원인을 알아본 결과 약초가 자신에게 독소로 작용한다는 것을 알게 되었다. 이 일을 계기로 그는 독소에 대해서 더욱 연구한 결과 많은 치료 효과를 볼 수 있었다고 하였다.

제프라고 하는 19세의 남자는 자동차 사고를 당한 후에 심한 공황 장애로 시달리고 있었다. 칼라한 박사는 제프의 공황 장애를 TFT를 통해서 어느 정도는 해결해 주었으나 마지막으로 담배라는 독소를 확인하고 제거하기 전까지는 완전한 치료 효과를 볼 수 없었다고 하였다.

산드라는 40대 초반의 여성으로 늘 불안증에 시달리고 있었다. 그녀에게는 밀이 문제의 근원이었음이 확인되었다. 그래서 밀 음식은 철저히 금하라는 지시를 받았고 실제로 환자는 그 지시를 따랐다. 그 결과 30년간 지속된 불안증이 사라졌다. 그러나 어느 날 갑자기 다시 증상이 나타났는데 알고 보니 그날 먹었던 아이스크림 콘이 문제였음을 알 수 있었다고 한다. 아이스크림 콘에 밀 성분이 함유되어 있었던 것이다. 그 후에 산드라가 완전히 회복되었음은 물론이다.

단이라는 환자도 역시 30년간 우울증으로 시달렸다. 그에게는 옥수수가 독소로 작용하였다. 그는 TFT의 방법으로 치료되었으나 그가 편지를 부칠 때 사용한 우표를 통해서 우울증이 재발하였음을 알게 되었다. 우표의 풀에 함유된 옥수수 성분이 우울증을 재발시킨 것이다.

　이상과 같이 볼 때 우리 생활에서 독소의 영향이 생각 이상으로 크고 또 그것이 치료를 방해하는 정도 또한 상상을 뛰어넘는다는 것을 알 수 있을 것이다. 그리고 EFT의 치료 효과 또한 대단히 뛰어나다는 사실을 알 수 있다. 결과적으로 EFT는 실제적으로 인체의 알레르기 증상을 치료할 뿐 아니라 에너지 독성에 의하여 유발되는 각종 심리적, 신체적 증상들을 치료하는 데 효과적이다.

VII EFT 응용과 활용의 예

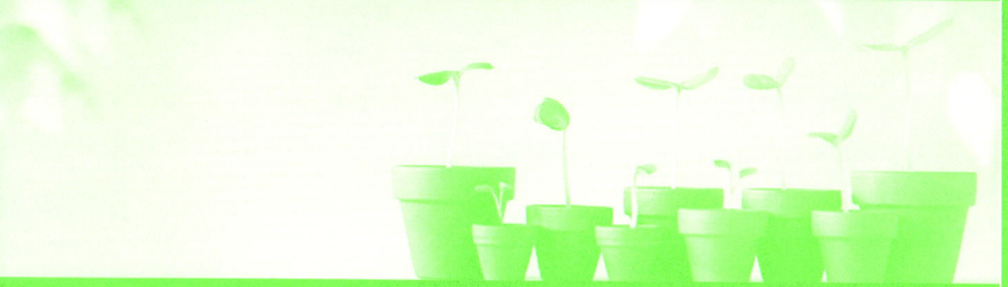

지금까지 EFT가 다방면에 적용될 수 있다는 사실을 여러 차례 밝히고 설명했다. 이 장에서는 그러한 EFT 활용의 예를 구체적으로 살펴보고자 한다.

1. 통증 치료

신체적 통증은 누구나 경험할 수 있는 문제이다. 통증에는 두통부터 복통, 생리통, 치통, 요통 등 다양한 종류가 있다. EFT는 통증 치료에 아주 효과적이다. 통증 치료에 대한 EFT 성공률은 일반적으로 80%에 이르는 것으로 알려져 있다. EFT는 화학 성분이 함유된 약물을 전혀 사용하지 않기에 당연히 부작용 걱정이 전혀 없이 이루어짐은 물론 이미 수많은 임상 사례를 통해서 통증치료에 대한 효과를 확인할 수 있다.

통증의 원인이 무엇이든 통증이 얼마나 오래 된 것이든, 그 정도가 얼마가 되든 EFT에서는 크게 문제 되지 않는다. 그 효과는 다른 약물 치료에 비해서 장기간 지속되기도 하며 어떤 사례에서는 영구적인 경우도 많다.

첫 시도에 만족할 만한 성공을 거두지 못했다고 하더라도 실망할 필요는 없다. 왜냐하면 반복적으로 꾸준히 적용하면 효과를 발휘하기 때문이다. 그 과정에서 증상 자체를 다루기보다는 통증의 근본적인 원인이 될 수 있는 부정적 정서를 비롯한 심리적 원인이나 스트레스 문제를 다루는 것이 필요할 수도 있다.

한편 통증 치료와 관련해서는 일반적으로 미국의 재활의학 전문의사인 존 사노 박사가 유명하다. 그리고 EFT 전문가로는 비뇨기과 전문의인 에릭 로빈스를 꼽을 수 있다. 그는 〈당신의 손은 당신을 치유

할 수 있다〉의 공저자이다. 또한 EFT가 통증 문제에 어떻게 적용될 수 있을지에 대해서 전문적으로 연구하고 임상 적용하는 에릭 로빈스 박사 역시 열렬한 EFT 옹호자로 유명하다.

특히 27쪽에서 소개된 그의 말은 통증 처치에 EFT가 얼마나 효과적일 수 있는지에 대해서 잘 설명하고 있다. 그는 또한 통증이 정서적 문제와 깊은 관계가 있다고 한 사노 박사의 이론과 그의 치료법을 소개하면서 사노 박사의 원리가 EFT와 유사성은 있지만 상대적으로 EFT가 얼마나 더 효율적일 수 있는지를 논하고 있다.[5]

뉴욕 대학교 의과대학 재활의학 전공의 교수이자 의사인 존 사노 박사는 세상에서 가장 심한 만성 통증 환자를 보는 사람이다. 그는 2006년 KBS의 특집 다큐멘터리 '마음' 프로그램에도 출연한 바 있으며 〈통증 혁명〉이라는 제목으로 번역된 그의 책에서 "통증은 환자의 마음속에서 해결되어야 할 문제"라고 할 정도로 심신 상관성에 큰 관심을 갖고 연구를 한 사람이다.

사실 그가 다루는 대부분의 환자는 10~30년 동안 목, 등, 어깨 부위의 심한 통증으로 시달리는 사람들이다. 그뿐 아니라 여러 번의 허리신경 주사치료를 받거나 한 번 또는 몇 차례의 수술을 받고 다년간 물리치료를 받고 있는 환자들이다.

실제로 그들은 생리학적으로도 심한 고통을 느낄 만한 이유와 구조

---

5 출처 : http://www.emofree.com/Pain-management/pain-sarno-eric.htm

를 갖고 있는 것으로 보였다. 하지만 그는 환자의 70% 정도를 제대로 치료할 수 있었다. 그리고 나머지 15%의 경우에는 40~80%의 개선만을 보였다. 그런데 통증으로 시달리는 환자들이 병원으로 올 때 의사들은 흔히 MRI 촬영을 권한다. 그리고 그 결과는 실제로 디스크나 척추 협착증과 같은 해부학적 문제만이 아니라 그 이상의 문제를 보이는 것으로 나타난다. 이럴 경우에 환자는 흔히 디스크로 진단되어 수술요법이나 물리요법으로 장시간 치료를 받게 된다.

하지만 사노 박사는 여러 가지 문헌을 검토한 후 새로운 사실을 알아냈다. 즉 요통 증상이 없는 중년의 나이에 해당하는 사람 100명을 모집하여 MRI 촬영을 해 본다면 65%가 디스크나 척추 협착증과 같은 증상이 있는 것으로 보이지만 통증은 없는 것으로 보인다는 것이다. 그러한 결과에 대해서 그는 디스크가 아니라면 무엇이 통증을 유발하는 것인지에 대해서 의문을 품었다.

그가 발견한 것은 이러한 사람들에게는 만성적인 긴장과 목, 등, 어깨 근육에 경련이 있음을 알았다. 만약 근육이 만성적으로 긴장한다면 혈액의 흐름이 원만하지 못하고 산소 부족 현상이 초래되어 심한 통증이 유발될 수 있다. 신경을 압박하는 긴장된 근육으로 인해 좌골신경통의 문제가 생긴다는 사실을 짐작할 수 있다.

하지만 그는 환자들에게 모든 통증이 산소 부족 현상 때문이라고만 말하지 않는다. 오히려 그는 통증에 대한 생리학적 설명을 하고자 한다. 그런데 다음의 내용을 좀 더 읽어 보면 통증과 정서적 관련성을 이해할 수 있을 것이다.

사노 박사는 스스로에게 질문을 던져 보았다. 왜 어떤 사람들은 만성 근육통에 시달리는가? 그의 대답은 "사람들은 어릴 때부터 무의식적으로 분노나 불안은 나쁜 것이므로 그러한 감정을 갖거나 표출하는 것은 좋지 않다."는 식으로 배우고 알게 된다는 것이며 문제는 우리가 성장할 때 실제로 분노나 불안을 경험할 수밖에 없는 상황을 만나게 된다는 점이다. 그래서 그러한 감정이 어떠한 증상으로 드러나려 할 때 우리 몸은 무의식적으로 이를 억제하게 된다. 이때 근육이 긴장하게 되고 통증이 유발되면서 감정을 느끼는 마음을 지배해 버리는 것이다. 때때로 이 통증이 수십 년간 지속되기도 한다.

그는 환자들에게 다음과 같은 두 가지 주제로 나누어 강의를 한다. 첫째 시간에 그가 강의하는 내용의 핵심은 다음과 같다.

"통증을 유발하는 것은 디스크, 척추 협착증, 기타 해부학적 이상 때문이 아니다. 통증이 없는 대부분의 사람도 실제로 디스크나 척추 협착증의 문제를 갖고 있다. 하지만 통증을 유발하는 진정한 원인은 만성 긴장과 근육 경련이라고 할 수 있다."

둘째 시간에는 "통증이 있을 때는 무엇 때문에 화가 나거나 불안한지 생각해 보라."고 가르친다. 그리고 그는 그 대답을 얻기 위해서 일기를 써 보거나 집단 치료나 개인 치료를 받아 보라고 권한다. 그렇게 했을 때 환자들 중 20%는 자신의 억압된 정서 문제를 각성하지 못할 수가 있다고 했다. 그래서 그는 그들에게 더욱 전문적이고 집중적인 치료를 받도록 권한다.

이상과 같은 통증 관련 내용을 봤을 때 사노 박사의 논리는 아주 혁신적이다. 하지만 그 방법은 결국 심리적인 차원에서 해결하는 것으로 결론이 난다. 그러한 사노 박사의 방법은 또한 시간이 오래 걸린다. 그것은 구시대적인 것이지만 바로 이 부분에서 EFT의 간편성 즉 속도와 효율성은 획기적이라고 할 수 있다. 왜냐하면 EFT는 아주 짧은 시간 내에 그리고 아주 간편하게 문제를 해결해 주기 때문이다. 그러므로 EFT는 이 시대의 가장 우수하고 가장 빠른 효과를 내는 심신 치유 기법이라고 할 수도 있다.

2. 비만 치료

EFT는 비만 치료에도 크게 도움이 된다. 비만 치료에 적용되는 EFT의 효과는 두 가지로 나누어 볼 수 있는데, 첫째는 EFT 기법을 기계적으로 사용하는 것 자체가 배고프지 않을 때도 먹고자 하는 순간적인 욕구를 감소시키거나 없애는 데 도움이 된다는 것이다. 둘째는 EFT의 장기적 효과는 비만의 진정한 원인, 즉 해결되지 않은 정서적 문제 또는 스트레스 문제를 해결함으로 근원적으로 비만을 해결하는 데 도움이 된다는 것이다.

첫 번째 차원과 관련해서는 이미 더 이상의 설명이 필요 없을 것이다. 예를 들어 비만 문제를 가진 사람들은 대부분 배가 고프지 않은 상황에서도 군것질을 비롯하여 식사를 하는 문제를 갖고 있다. 끊임없이 무언가를 먹는 것이 습관이 된 사람들의 식욕을 억제하고 없애는 데 EFT가 적용될 수 있다는 것이다.

이러한 경우에는 "나는 비록 식탐이 있지만 나 자신을 깊이 그리고 완전히 사랑합니다."라는 긍정적 암시문으로 EFT를 시작할 수 있다. 또는 '충동적 군것질'이나 '먹는 것에 대한 집착' '식탐'과 같은 주제를 중심으로 EFT 작업을 할 수도 있을 것이다.

한편 두 번째 차원의 경우에는 식사 또는 섭식 문제가 정서적인 이유와 관련된다는 점을 염두에 두고 있다. 다시 말해서 분노, 슬픔, 외로움, 불안과 같은 해결되지 않은 부정적 정서 또는 스트레스에 의해서 많은 사람, 특히 여성들은 집착적으로 음식을 먹게 된다. 음식을 먹으면 사람들은 음식의 맛을 통하여 음식을 먹는 즐거움을 느끼거나 포만감, 행복을 느끼기 때문에 그 순간에 부정적 정서와 스트레스를 잊거나 이겨낼 수 있게 된다.

그것은 스트레스를 받을 때 술을 마시거나 담배를 피우는 것과 같은 메커니즘이다. 물론 이런 작용은 의식이 아닌 무의식적 차원에서 이루어지기 때문에 일반 사람들은 잘 인식하지 못한다.

하지만 심리 전문가나 EFT 전문가는 그러한 심리적인 원인을 찾아내거나 그것 자체를 문제로 삼고 치료할 과제로 다루고자 한다. 이러한 부정적 정서를 비롯한 심리적인 문제 때문에 이루어지는 식사나 섭식 행동을 정서적 섭식(emotional eating)이라는 용어로 표현한다는 점을 기억해 둘 필요가 있다.

바로 그러한 이유 때문에 억압된 분노, 불안, 두려움, 죄책감, 트라우마와 같은 부정적 정서들이 완전히 해소되기 전에는 비만에 영향을 끼치는 과식이나 폭식에 대한 무의식적 욕구가 남아 있게 되고, 또한 그런 이유 때문에 다이어트는 의식적인 기대만큼 효과를 거두기 어렵게 된다. 그래서 실제로 많은 다이어트 프로그램들이 장기적으로는 제대로 성공하지 못하고 실패하게 된다. 일반적인 다이어트 프로그램들이 정서적인 문제를 원만하게 처리하거나 해결하지 못함으로 음식을 통해서 마음을 안정시키고자 하는 무의식적 욕구가 여전히 남게 되는 현상을 처리하지 못하기 때문이다.

하지만 EFT는 이러한 정서적인 문제를 제대로 처리하고 치료하는 데 효과적으로 적용될 수 있다. 다시 말해 근원적인 심리적 원인이나 정서적 문제에 초점을 두고 EFT 기법을 적용할 때 그러한 문제는 해결될 수 있고 그 문제에서 파생된 섭식 행동까지 개선될 수 있을 것이다.

따라서 EFT는 비만 문제를 해결하고 다이어트 효과를 거두고자 하는 과정에서 아주 큰 효과를 낼 수 있다. 많은 EFT 전문가들이 EFT 다이어트 프로그램을 개발하여 선보이고 있다는 사실은 결코 우연이 아닐 것이다. 마지막으로 여기서 반드시 기억해야 할 사항은 비만 문제뿐 아니라 각종 섭식 장애, 강박증, 중독증의 문제는 모두 정서적 원인에 의해 유발되는 것이라는 공통점이 있다는 것이다.

3. 불안 · 공포증 치료

열 명 중 한 명이 공포증으로 고통받고 있다고 할 정도로 공포증의 문제는 다양하고 많다. 불안 · 공포증의 예로 대인 공포, 사회 공포, 무대 공포, 발표 공포, 고소 공포, 폐소 공포, 벌레 공포, 광장 공포, 특정 무늬에 대한 공포 등이 있다.

이러한 공포증은 원인도 많다. 어릴 때 겪었던 일과 관련하여 생긴 경우가 가장 흔한 것으로 볼 수 있지만 때로는 성인이 된 후에도 생길 수 있다. 교통사고, 화재사고, 사업 실패, 대중 앞에서의 실수와 같은 것이 원인이 될 수도 있다. 때에 따라서는 기억할 수 없는 또는 알지 못하는 원인으로 불안 · 공포증이 생길 수도 있다.

EFT로 공포증을 치료하기 위해 반드시 원인을 알아야 하는 것은 아니다. 현재 경험하는 느낌이나 정서를 중심으로 치료할 수도 있다. 공포증에는 생각하는 것만으로도 공포를 느끼는 것에서부터 시각적으로 직접 보는 것으로 공포를 느끼는 것, 그 대상이 내는 소리를 청각적으로 직접 듣는 것으로부터 공포를 느끼는 것, 직접 접촉하는 것으로 공포를 느끼는 것에 이르기까지 공포를 경험하는 차원이 다양하다.

그러므로 EFT로 공포증을 다룰 때는 공포증을 느끼는 구체적인 차원을 알아보고 그 차원에 따라 하나씩 작업을 하는 것이 좋다.

4. 습관과 중독 치료

나쁜 습관이란 생산적이지 못하고 파괴적인 행동 또는 건강한 삶에 방해가 되는 좋지 않은 행동을 반복하는 것을 말한다. 그 예로는 흡연, 과식, 과음, 도박, 도벽, 손톱 물어뜯기, 눈 깜박임과 같은 것을 꼽을 수 있고 강박적 사고나 행동 같은 것도 해당한다.

한편 중독은 특정한 물질에 과도하게 의존하는 반복적인 행동 습관이라고 할 수 있는데 이것은 모두 원만한 대인 관계, 건전한 생활, 건강하고 행복한 삶에 방해가 되는 것이다.

EFT의 습관과 중독 문제에 대한 치료 효과는 대단하다. 그 효과는 두 가지 면에서 설명될 수 있는데 첫째, EFT는 대상물에 대한 욕구를 즉각적으로 감소시킴으로 음식, 담배, 술, 약물 등을 멀리하도록 할 수 있다. 때로는 중독증의 증상을 한꺼번에 치료할 수도 있다.

둘째로 EFT의 장기적 효과는 심리적인 문제를 다룸에서 비롯될 수 있다. 즉 대부분의 중독증은 바로 내면의 두려움이나 불안, 분노, 죄책감, 트라우마와 같은 심리적 문제를 안정시키고자 하는 욕구에서 비롯된다. 그러므로 이러한 심리적 문제가 완전히 해결되기 전에는 중독 행동은 여전히 지속될 수 있다.

바로 그러한 이유로 사람들이 중독 문제에서 완전히 벗어나기 어렵다. EFT는 기본적으로 정서적 문제가 사라지게 하는 데 도움이 되며 아울러 그것으로 인해서 마음을 안정시키고자 하는 욕구 또한 사라지게 될 것이다. 이렇게 볼 때 중독, 강박, 섭식 장애, 비만의 문제들은 공통점이 있으며 그 핵심은 바로 정서적인 문제와 관련된다는 점을 알 수 있다.

요컨대 습관과 중독의 문제는 기본적으로 무의식적인 불안과 관련 된다고 할 수 있다. 즉 불안을 회피하거나 숨기기 위한 무의식적 작용 으로 나쁜 습관을 반복하거나 중독에 빠진다고 할 수 있다. 그러므로 습관과 중독 문제를 치료하기 위해서는 겉으로 드러나는 행동 문제만 다룬다 해서 효과를 볼 수는 없다. 근원적인 불안을 다루는 것이 필요 하다.

물론 습관과 중독 문제를 치료하고자 할 때 사람들이 처음부터 불 안에 대해서 인식하게 되는 것은 아니다. 처음에는 표면적인 것에 초 점을 두고 작업을 할 수 있다. 하지만 그것이 효과가 없을 때는 이면 적인 것을 찾아보는 관점 전환이 필요하다. 때로는 톡톡 두드리는 과 정에서 뜻밖에 과거의 원인이 생각날 수도 있고 숨겨진 불안이 인식 될 수도 있다. 그런 경우에는 원인이나 불안을 직접 다루는 것이 바람 직하다.

앞에서 불안의 문제를 언급했지만 사실상 불안 문제만이 아니라 분 노, 슬픔, 외로움, 죄책감, 우울감과 같은 부정적 정서를 경험할 때 그 경험 자체가 괴로움과 고통을 수반하기 때문에 사람들은 그것에서 벗 어나고자 하는 심리적 노력을 하게 된다. 그 과정에서 음주나 흡연을 하게 되며 때로는 게임이나 도박에 빠질 수도 있다.

한편 그러한 활동은 흥미가 있으며 또 몰입하게 하는 효과가 있기 때문에 쉽게 빠져들게 된다. 이때 부정적 정서나 정서적인 고통, 스트레스를 잊게 되므로 사람들은 그런 문제가 생길 때 자기도 모르게 습관적으로 흡연, 음주, 도박 등에 몰입하게 된다.

그러므로 습관이나 중독 문제를 해결하기 위해서는 막연하게 그 습관 자체만 끊고자 한다면 기대보다 효과가 적을 수가 있다. 그러한 습관에 내재된 부정적 정서나 스트레스 문제를 제대로 해결하지 못했기 때문이다. EFT는 그러한 정서 문제를 효과적으로 해결해 주는 장점을 갖고 있기에 결과적으로 습관이나 중독증의 문제 또한 효과적이고도 간편하게 치료해 줄 수 있다.

5. 인간관계 문제

인간관계의 문제는 부부 관계, 부모-자식 관계, 친구 관계, 동료 관계 등에서 겪을 수 있다. 이러한 문제는 스트레스뿐 아니라 그로 인한 심인성 증상을 유발하는 주요한 원인이 될 수 있다. EFT는 그와 같은 상황에서 훌륭하게 적용될 수 있다. 하나의 예를 들어 보자.

40대 주부인 S씨는 남편이 여러 차례 약속을 어겼기 때문에 그를 신뢰하지 못하고 좌절하며 고민에 빠졌는데 EFT를 공부한 친구에게 속 마음을 털어놓았다. S씨는 남편에 대한 불만을 이야기하는 과정에서 눈물을 글썽이기도 했고 분노가 일기도 했다. 그때 친구는 S씨가 이야기를 하면서 감정이 격해질 때마다 EFT 기법으로 그녀의 얼굴 타점을 쳐 나갔다. S씨는 "남편은 항상 말과 행동이 다르다. 그래서 나의 기대를 저버린다. 그는 거짓말을 한다. 이젠 지겹다."라는 말을 하였다. 이에 친구는 S씨에게 남편을 생각하면서 다음과 같이 말해 보라고 하였다.

"비록 당신이 나에게 거짓말을 하며 나를 실망시키며 나의 꿈을 짓밟지만, 나에게는 여전히 당신을 사랑하는 마음이 있습니다."

"비록 당신이 나에게 거짓말을 하지만 나는 당신과의 문제를 해결하기 위하여 최선을 다할 것입니다."

"비록 당신은 약속을 지키지 않으며 나는 당신이 아주 지겨워져서 더 이상 희망이 없을지 모르지만, 나는 해결책을 찾고자 노력하고 있습니다."

S씨가 이상의 긍정적 암시문을 말할 때 친구는 그녀의 가슴 압통점을 찾아서 문질러 주었다. 그리고 계속해서 S씨에게 이런 말을 하게 하면서 그녀의 몸 7타점을 쳐나갔다.

"당신은 거짓말쟁이, 당신은 나를 실망시켰다. 나는 더 이상 견딜 수 없다. 희망도 없다. 도저히 가망이 없을지도 모른다. 이제 어떻게 할지도 모르겠다."

여러 번에 걸쳐서 이와 같은 과정을 반복하는 동안에 그녀는 울기도 하고 분노를 표출하기도 하였다. 사실 강한 정서가 노출될 때 그것에 따라서 태핑을 계속하는 것은 아주 중요하다. 그리고 때로는 신체적 감각이나 느낌에 집중하는 것도 중요하다. 그래서 친구는 S씨에게 "이러한 정서가 한꺼번에 모여 있다면 그곳이 어디일까?"라고 물어보았다. 그러자 S씨는 그 신체 부위는 바로 '가슴 위'라고 대답하였다. 그래서 친구는 "한 손을 가슴 위에 놓고 가슴에 마음을 집중해봐. 그리고 그 감정이 어떤 모양을 취하고 있다고 생각하고 그 모양을 만져봐."라고 하였다.

S씨는 친구가 시키는 대로 했고 그 감정은 붉은 색깔의 계란과 같은 물체로 보인다고 대답했다. 그래서 친구는 다시 그녀에게 그것에 계속 집중하고 마음으로 그것을 부드럽게 만지면서 "가슴의 물체"라고 말하게 하였다. 그러는 동안 몇 번에 걸쳐 태핑을 하면서 S씨의 마음은 조금씩 평안을 찾게 되었고 가슴도 더욱 편해졌다고 말했다.

그녀의 얼굴빛은 차츰 밝아졌고 잠시 후에 오히려 자신이 남편에게 미안하다고 했다. 그래서 친구가 "왜 그렇게 생각해?"라고 물어보았는데 그녀는 자기가 잘 못해서 그런 것 같고 자기에게도 잘못이 많이 있음을 깨닫게 되었다고 하였다. 그리고 친구에게 자신의 잘못을 깨닫게 해 주고 또 남편에 대해서 새롭게 생각하도록 해 주었다며 고마워했다.

이러한 과정을 볼 때 EFT가 인간관계 문제를 해결해 주거나 개선시켜 주는 효과가 아주 크다고 볼 수 있다.

6. 비즈니스 · 사업 문제

비즈니스와 사업 문제에서 목표를 설정하고 전략적 비즈니스 계획을 수립하는 과정에서 EFT는 크게 도움이 될 수 있다. 비즈니스와 사업 분야에서 문제가 될 수 있는 것은 업무 능력, 리더십, 목표 의식과 관리, 인사관리뿐 아니라 세일즈나 마케팅과 관련한 능력, 자신감, 커뮤니케이션 능력, 고객 욕구 파악 및 관리 등의 문제가 꼽힐 수 있을 것이다.

만약 비즈니스 상황에서 전략을 수립하고 목표를 세우더라도 때로는 제한적 신념이나 부정적 정서의 문제에 봉착할 수 있다. 그러한 문제들은 비즈니스에 방해가 되며 아울러 목표를 달성하는 데 장벽이 될 수 있다.

제한적 신념이란 발전, 성장, 성공, 건강, 행복한 삶을 살아가고자 하는 노력과 행동을 가로막고 방해하는 생각, 관념, 신념을 말한다. 예를 들면 다음과 같은 것이라고 할 수 있다.

"나는 ＿＿＿＿ 이상으로 돈을 많이 벌지 못할 것이다."
"나는 사업에 별로 소질이 없다."
"사업을 하기 위해서는 기본적인 밑천이 있어야 하는데 나에게는 자금이 없기 때문에 크게 성공하기 어려울 것이다."

"성공하는 사람은 정해져 있다. 나 같은 사람은 크게 성공하지 못할 것이다."

"성공은 운이 따라야 하기 때문에 내가 아무리 노력을 해도 성공하기는 어려울 것이다."

"나는 과거에 부도가 난 적이 있기 때문에 언젠가 또 부도를 만날 것이다."

"아버지가 워낙 사업을 잘 하셨기 때문에 내가 아버지를 뛰어넘을 수는 없다."

이상과 같은 제한적 신념은 어릴 때부터 성장하는 동안에 자신이 보고 들은 것, 경험한 것을 바탕으로 하여 잠재적으로 형성된 것일 수도 있다. 부모님이나 선생님 또는 이런 저런 사람들, 언론 매체 등을 통하여 알게 모르게 듣거나 배우거나 접했던 정보들이 자신에게 입력되어 잠재의식적 차원에서 하나의 신념으로 굳어진 것일 수도 있다. 그래서 이 신념들은 개인의 행동, 생활, 비즈니스 행위에 영향을 미친다. 그런데 이 신념들은 워낙 잠재의식적 차원에서 작동하기 때문에 변화시키기가 어렵다. "세살 버릇 여든까지 간다."는 말이 이럴 때 적용된다.

한편 부정적 정서는 앞에서도 여러 번 언급되고 설명되었듯이 불안, 두려움, 분노, 슬픔, 외로움, 죄책감과 같이 우리의 의욕과 열정을 식게 만들고 우리를 무력하게 하며 앞으로 나아가지 못하게 발목을 잡는 어두운 감정들이다. 우리 속에서 이런 감정들이 많이 작용한다면 이성과 판단력이 흐려지며 아울러 성공을 위한 열정과 추진력이 힘을 잃어 결국은 비즈니스를 방해하는 결과를 초래할 수도 있다.

그러므로 비즈니스의 발전과 성공을 위해서는 사업자 자신이 갖고 있을 수 있는, 특히 사업과 관련한 제한적 신념과 부정적 정서의 문제를 해결하는 것이 우선이다. 물론 이러한 문제들은 누구나 경험하는 문제다. 그리고 적절한 수준에서 이런 문제를 경험하는 것은 경우에 따라 우리를 겸손하게 만들고 조심하게 만들기도 한다. 하지만 그 수준이 지나치면 문제를 불러일으키고 비즈니스에 방해가 되게 마련이다.

그래서 모든 사업자는 기본적으로 자신의 제한적 신념이나 부정적 정서를 인식하고 그러한 것을 제대로 다루고 제거할 수 있도록 해야 할 것이다. 이 과정에서 EFT는 아주 효과적인 도움을 줄 수 있다.

7. 공부·학습 문제

한창 공부를 하고 있는 학생의 경우는 말할 것도 없겠지만, 학생을 자녀로 두고 있는 부모나 학생을 가르치는 교사의 경우에도 공부·학습 문제는 가장 큰 관심사이며 고민거리가 될 것이다. 공부·학습 문제는 학령기의 학생들에게만 해당하는 것은 아니다. 오늘날은 평생 교육이나 평생 학습의 시대이기 때문에 성인들도 공부와 학습에 대해서 지대한 관심을 기울이는 것이 사실이다.

성인들은 각종 자격증 취득과 상급학교 진학, 자격시험이나 승진시험, 외국어 학습 등의 목적뿐 아니라 자기 계발을 위한 목적으로 공부와 학습 문제에 관심을 많이 기울이고 있다. 그래서 현실적으로 공부와 학습에 도움이 되는 이론이나 방법이 다양하게 제시되고 있으며 그러한 것 중에서 어떤 것이라도 사람들로부터 나름의 관심을 받을 뿐 아니라 실제적인 도움을 주고 있다.

그런데도 아직 EFT가 이런 문제에 도움을 줄 수 있다는 것에 대해서 아는 사람은 많지 않다. EFT에 대해 알고 있다고 하더라도 그것이 단순히 건강 문제에만 해당하는 것으로 이해하는 경향이 있다. EFT가 건강 문제 이상으로 다양한 분야에 적용될 수 있듯이 공부와 학습 문제에 폭넓게 적용되는 것은 물론이다.

공부 · 학습 문제는 크게 다음과 같은 여러 종류로 구분해 볼 수 있을 것이다.

집중력 저하
기억력 저하
ADD · ADHD 문제
시험에 대한 불안함
자신감 결여

교우 관계 문제

학교 불안 또는 등교 거부의 문제

특정 과목에 대한 흥미 상실

학습 동기와 태도 불안정

공부 방법의 문제

공부 습관의 문제

진로 문제 등

실제로 학습 문제 때문에 어려움을 겪는 학생들 중에는 위에서 제시된 문제 외에 다른 유형의 문제 때문에 힘들어하는 경우도 있지만 어떤 경우라 하더라도 EFT는 학습 문제에 도움을 줄 수 있을 것이다. 예를 들어서 어떤 학생이 집중력 저하로 어려움을 겪는다고 한다면 다음과 같은 식으로 도움을 주거나 자가 치료의 형태로 스스로 도움 받을 수 있을 것이다.

먼저 "나는 비록 집중력이 부족하지만, 나 자신을 진심으로 그리고 깊이 받아들입니다."와 같은 형식으로 긍정적 암시문을 말할 수 있나. 그리고 '집중력 부족'을 단축어로 하여 태핑해 나갈 수 있다.

물론 집중력 부족과 관련한 직접적인 원인을 안다면 그 원인을 중심으로 태핑을 해도 좋다. 예를 들어 시험에 대한 불안 때문에 또는 특정 과목에 대한 흥미 상실 때문에 집중력이 떨어졌다면 집중력 부족을 다루는 동시에 이들 문제에 초점을 두고 태핑을 할 필요가 있다.

EFT가 공부와 학습 문제에 적용될 수 있는 좀 더 구체적인 사항을 알고 싶으면 EFT 사례를 다루는 다음 장에서 구체적으로 살펴볼 것이니 참고하기 바란다.

8. 스포츠와 공연 예술 분야에서의 문제

스포츠와 공연 예술은 사람에게 보여 주면서 평가를 받는 것이라는 공통점이 있다. 스포츠를 지켜보는 관중과 공연 예술을 관람하는 관객은 아주 예리한 시각과 객관적인 잣대로 스포츠 선수와 공연가, 연주자를 평가한다. 그렇기 때문에 이 분야에 종사하는 사람들 중에는 의외로 관객이나 관중을 의식하거나 심지어 카메라를 의식함으로 불안함을 느끼는 사례가 많다. 무대 불안, 대인 불안, 발표 불안, 경기 불안과 같은 것이 바로 그러한 것이다.

물론 기록이나 성적에 대한 집착과 그 결과에 대한 평가와 관련한 심적인 압박으로 인해서 불안을 경험할 수도 있다. 그러한 불안은 실제로 긴장과 스트레스를 유발하고 그 결과 경기력이나 발표력을 떨어뜨리는 주된 요인으로 작용할 수 있다. 따라서 잘할 수 있다는 강한 신념과 자신감은 이 분야에서 무엇보다 중요하다. 실제로 박지성 선수도 운동장에 나설 때는 꼭 "나는 잘할 수 있으며, 운동장에서는 언제나 내가 최고"라는 자기 최면을 건다고 한다.

EFT는 이와 같이 스포츠와 공연 예술 분야에서 크게 도움을 줄 수 있다. EFT는 강한 신념과 자신감을 높여 주는 것뿐 아니라 대인 불안, 무대 불안, 경기 불안과 같은 것을 극복하도록 해 주며 아울러 경기나 공연에서의 집중력을 높여 주고 연습한 것 이상으로 능력을 발휘하도록 도와준다.

영철이는 평소에 운동을 좋아해서 태권도로 몸을 단련하고 있었다. 그런데 승단 시험을 볼 생각에 불안함이 몰려오기 시작했고 시험이 1주일 앞으로 다가왔을 때는 불안감이 최고조에 이르러서 학교 공부도 제대로 할 수 없는 지경이 되었다. 이 문제로 고민을 하던 중에 EFT를 공부한 담임선생님에게 그러한 사실이 알려져 도움을 받게 되었다. 당연히 그는 짧은 시간에 승단 시험에 대한 불안에서 벗어났을 뿐 아니라 학교 공부에도 집중할 수 있게 되었다. 그리고 실제로 승단 시험에서는 최고 성적을 거둘 수 있게 되었다.

어떤 배우가 갑자기 카메라 공포증을 겪게 되었다. 평소에는 카메라 앞에서도 자연스럽고 편안하게 연기를 할 수 있었는데, 언젠가부터 이상하게 카메라 앞에만 서면 긴장되고 불안해지기 시작했다. 그뿐 아니라 앞으로도 계속해서 그렇게 될 것이라고 생각하니 촬영 스케줄만 잡혀도 불안했고 실제로도 평소보다 NG를 많이 내게 되었다. 그는 차츰 방송에 출연하는 일이 줄어들었고 그것 때문에 또 다른 스트레스를 경험하게 되는 악순환의 슬럼프에 빠졌다. 하지만 그도 EFT를 통해서 쉽게 슬럼프에서 빠져나올 수 있었다. 우선 카메라 공포증과 관련하여 "나는 비록 카메라 앞에서 불안하고 공포를 느끼지만 나 자신을 깊이 그리고 완전히 사랑합니다."라는 긍정적 암시문을 말하면서 태핑을 하였다. 그리고 '카메라 공포'라는 단어를 말하면서 계속하여 몸통 7타점과 손 5타점을 두드렸다.

그와 같은 과정을 몇 번 반복하였을 때 카메라 공포증이 조금씩 사라지는 것을 느낄 수 있었고 카메라 앞에 서기 전에는 미리 태핑을 하는 식으로 노력을 계속한 결과 카메라 공포증에서 완전히 벗어날 수 있었다. 또한 EFT를 하기 전보다 더 많은 자신감을 갖게 되었다.

피아노를 전공하는 한 학생은 졸업연주회를 앞두고 고민에 빠진 적이 있다. 지난번 실기시험 때 악보가 바람에 날아가 낭패를 당한 이후로 이상하게 피아노 앞에만 앉으면 불안감이 생기게 되었다. 특히 사람이 많이 참여하는 연주회일수록 그 불안감은 심했다. 그래서 졸업연주회를 앞두고 더더욱 연습에 정진했지만 불안은 날이 갈수록 심해지는 것 같았다. 그리고 연주회에 제대로 임하지 못할 것 같아 불면증까지 앓게 되었다.

연주회를 일주일 정도 앞두고 우연히 EFT를 접하게 된 그는 연주에 대한 불안을 말끔히 씻을 수 있었을 뿐 아니라 잠도 잘 자게 되어 정말 행복해했다. 물론 연주회도 아주 잘 마쳤다.

이상에서 볼 수 있듯이 EFT는 스포츠와 공연예술 분야에서도 효과적으로 적용될 수 있다.

이 장에서는 EFT가 실제 일상생활과 의료 현장에서 어떻게 활용되고 있는지를 잘 보여 주는 사례들을 소개할 것이다. 대부분 국내 사례이지만 해외 사례도 포함되어 있다. 아울러 국내 사례의 경우는 필자 자신의 사례를 포함하여 EFT를 공부한 한의사를 비롯한 일반인들의 사례를 골고루 소개하고 있다. 또한 각 사례는 각각 다른 다양한 증상이나 문제들을 다루고 있기 때문에 EFT의 효과를 폭넓고 광범위하게 접할 뿐 아니라 EFT를 좀 더 실제적으로 공부하는 데 도움을 받을 수 있을 것이다.

이들 사례의 대부분은 필자가 운영하는 카페(daum의 상담 및 치유 사례에서 발췌한 것이다. 다만 개인의 사생활 보호와 책의 성격에 맞추기 위하여 부분적으로는 가명을 사용하였고 개인 정보를 포함한 일부의 내용은 편집되었음을 양해바라는 바이다. 하지만 모든 사례의 내용은 사실이라는 점을 한 번 더 강조한다.

1. 외상 후 스트레스 장애(PTSD)에 대한 EFT의 효과

2008년 11월에 모 TV 방송 프로그램에서 방영된 대구 지하철 참사 피해자들에 대한 필자의 치료 사례를 소개하고자 한다.

대구 지하철 참사란 2003년 2월 18일, 대구에서 정신지체 장애 2급인 한 사람이 갑자기 휘발유가 들어 있는 통에 라이터로 불을 붙인 뒤 지하철 바닥에 뿌려서 화재가 발생했고 이때 192명이 사망하고 148명이 부상을 당한 사고를 말한다. 이 사고가 워낙 큰 사고여서 국내뿐 아니라 국제적으로도 사고 소식이 전해졌다.

당시 사고에서 목숨을 건진 150명 가까운 희생자는 아직도 후유증을 겪고 있다고 한다. 사망한 사람도 안타깝지만 살아 남은 희생자들은 이런 저런 형태의 후유증으로 심신이 지쳐 있는 상태였다. 이러한 경우를 심리학이나 정신의학에서는 외상 후 스트레스 장애(Post-Traumatic Stress Disorder)라고 부른다. 이것은 지하철 참사와 같이 대형 사고를 당하거나 충격적인 경험을 한 이후에 심리적 · 신체적으로 후유증을 겪는 것을 말한다. 전쟁, 천재지변, 화재, 신체적 폭행, 강간, 자동차 · 비행기 · 기차 등에 의한 사고 때문에 발생하는 불안함이나 공포증 등이 이에 속한다. 이러한 상황에서 피해자는 생명을 위협받는 신체적 · 정신적 충격을 경험하게 되어 결과적으로 정신적 질병을 앓는 것으로 이어지기도 한다.

나는 방송 프로그램 제작을 위한 과정에서 대구 지하철 참사를 겪은 후 후유증에 시달리는 사람 두 명을 치료하는 기회를 가졌다. 이 사례는 PTSD의 문제를 겪고 있는 이들에게 처음으로 EFT를 실시해서 성과를 보았다는 점에서 큰 의미가 있었다.

대구 지하철 참사 희생자들도 전형적인 PTSD의 희생자라고 할 수 있는데 이들이 공통적으로 경험하는 문제는 바로 불안과 두려움의 문제였다. 그들은 지하철 참사 현장에 있었기 때문에 그때의 장면이 떠오를 때마다 놀라고 공포스러웠던 몸과 마음의 감각이 되살아나 고통스러워하고 있었다. 그 결과 지하철을 못타는 것은 물론이고 사회생활 전반에 어려움을 겪게 되었다.

EFT는 이들에게 손쉽게 접근하고 치료적 도움을 줄 수 있는 효과적인 기법이었다. EFT 창시자인 크레이그의 비디오 사례를 보면 월남전 참전 용사들이 겪는 후유증, 즉 PTSD의 문제를 EFT로 말끔히 처리하는 장면을 볼 수 있는데, 나는 그 장면을 떠올리면서 이들에게 EFT 기법을 적용해 보았다.

EFT는 불과 몇 분 만에 그들이 경험하고 있는 불안의 상태에서 벗어나게 해 주었다. 그리고 더욱 편안하게 상담에 임할 뿐 아니라 과거의 기억으로부터 벗어날 수 있게도 해 주었다.

물론 이날 치료에서는 EFT만 적용한 것이 아니라 NLP와 최면 기법도 함께 동원하였지만 그래도 초기 치료에서는 EFT를 적용하였고 그것으로 인해 기본적인 신뢰를 쌓았을 뿐 아니라 실제적인 치료 효과를 크게 볼 수 있었다. 치료 과정에서 적용된 방법으로는 지하철만 생각하면 답답하고 불안해지는 부정적 정서에 대해서 처리하는 것을 우선적으로 하였다. 그래서 다음과 같은 긍정적 암시문을 말하게 하는 식으로 EFT 치료를 시작하였다.

"나는 비록 지하철을 떠올릴 때마다 답답하지만, 나는 나 자신을 깊이 그리고 완전히 사랑하고 받아들입니다."

"나는 비록 지하철을 떠올릴 때마다 불안하지만, 나 자신을 깊이 그리고 완전히 사랑합니다."

그때의 악몽이 떠오를 때마다 피해자들은 눈물을 흘렸는데, 그러한 기억과 관련하여 다음과 같은 긍정적 암시문을 말하게 하였다.

"나는 비록 지하철에 대한 악몽을 갖고 있지만, 나 자신을 깊이 그리고 완전히 받아들입니다."

"나는 비록 지하철 사고에 대한 기억을 지우지 못해 힘들지만, 나 자신을 깊이 그리고 완전히 받아들입니다."

이와 같은 암시문을 시작으로 기본 치료 과정을 실시함으로 지하철 사고에 대한 기억 또는 악몽과 관련한 전체적인 부정적 정서를 제거하였다. 그 후에는 구체적인 내용이나 장면 하나 하나를 중심으로 치료 작업에 들어갔다. 그리고 마지막으로 이제는 지하철을 탈 수 있다는 자신감을 심어 주었다. 그에 대한 긍정적 암시문은 다음과 같았다.

"나는 비록 지하철을 탈 수 있는 자신감이 없지만, 나 자신을 깊이 그리고 완전히 사랑합니다."

"나는 비록 지하철을 타고 싶지 않지만, 나 자신을 깊이 그리고 완전히 사랑합니다."

2. EFT로 20여 년 된 기침이 사라지다

다음의 사례는 필자의 EFT 세미나에서 있었던 공개 치료 상황을 소개한 것이다. 이틀간 진행된 세미나에서 첫날 S라는 40대 여성이 참석하였는데 그녀는 20여 년 동안 계속되는 기침으로 고통을 겪고 있었다. 그녀의 문제는 환절기나 찬바람이 불 때 특히 기침이 잦아진다는 것이다. 여름에도 에어컨은 물론 선풍기 바람도 쐬지 못하였다. 병원에서는 '찬 공기 알레르기'라고 하여 증상이 생길 때마다 약으로 대처하게 하였고 가능하면 찬 공기를 쐬지 않도록 하는 것이 유일한 해결책이라고 했다. 지금까지 S도 여러 방법으로 치료를 시도해 봤으나 매번 실패했다는 것이다.

그래서 EFT 시범 치료 시간에 그녀를 앞으로 나오게 했다. 그녀는 대인 불안도 심하여 사람들 앞에 나오면 심하게 긴장을 하고 말을 잘하지 못하는 성격이었다. 그날도 조금 힘들어하는 모습을 보였다.

일단 그날의 목표는 기침 문제를 해결하는 것이었기 때문에 그 문제가 어느 정도 심각한지를 알아보았다. 현재 상태로는 기침을 하고 있지 않은 것으로 파악되어 심각성을 알기 어려웠기에 시험적으로 그녀 코앞에서 손으로 바람을 일으켜 보았다. 그랬더니 그녀는 곧바로 목이 간지럽다고 하였고 잠시 후에 기침을 하였다. 이런 모습을 보면서 평소에 찬바람을 쐬거나 여름에 선풍기 바람을 쐬도 기침을 한다는 말이 사실임을 확인할 수 있었다. 그래서 다음과 같이 EFT 치료를 실시하였다.

설 : 지금 목이 간지럽죠?

S : 네.

설 : 간지러운 정도가 1에서 10까지 수치 중에 어느 정도입니까? 1은 가장 약한 정도이며 10은 가장 강한 정도입니다.

S : 7 정도 될 것 같습니다.

설 : 그래요? 그렇다면 이렇게 해 봅시다. 우선 '목 가려움' 이라고 계속 말해 보세요. 그럼 저는 그동안에 얼굴부터 해서 타점을 쳐보도록 하겠습니다(눈썹 타점을 시작으로 하여 몸통 7타점을 계속 쳐 나갔다.).

S : 목 가려움, 목 가려움, 목 가려움.

설 : (겨드랑이 타점을 다 친 후에) 좋아요. 이제 목 가려움 정도가 얼마나 되나요?

S : 4 정도 되는 것 같습니다.

설 : 그래요? 3 정도가 줄어들었군요. 그럼, 한 번 더 해 보겠습니다. 이번에는 '여전한 목 가려움' 이라고 말해 보겠습니다. 그렇게 계속 말해 보세요(앞과 같은 요령으로 몸통 7타점을 계속 쳐 나갔다.).

S : 여전한 목 가려움, 여전한 목 가려움, 여전한 목 가려움.

설 : 자, 이번에는 목 가려움 정도가 얼마나 되죠?

S : 음, 이젠 2 정도 됩니다.

설 : 그래요? 많이 줄어들었네요. 이제 조금밖에 남지 않았네요.

S : 그렇습니다.

설 : 지금 느낌이 어떤가요?

S : 많이 편안해요.

설 : 그렇다면 이번에는 마지막으로 이렇게 해 보겠습니다. '여전히 남은 약간의 목 가려움'이라고 계속 말해 보세요(한 번 더 몸통 7타점을 계속 쳐 나갔다.).

S : 여전히 남은 약간의 목 가려움, 여전히 남은 약간의 목 가려움, 여전히 남은 약간의 목 가려움.

설 : 좋습니다. 이제 끝이 났는데 이번에는 어떠세요?

S : 신기하네요. 이제 괜찮은 것 같아요.

설 : 그래요?

S : 좋습니다.

설 : 그렇다면 이번에는 '기침'으로 해 봅시다. 지금 기침이 나오나요?

S : 아뇨, 안 나오는데요.

설 : 그렇죠. 지금은 나오지 않죠. 그렇다면 혹시 지금 에어컨 앞에 있다고 생각해 보세요. 그럼 기침이 나올까요?

S : 네, 당연히 기침이 나오죠.

설 : 그래요. 그럼, 잠시 눈을 감고 그 장면을 생각해 보세요. 기침이 나올 때까지 말입니다.

S : (눈을 감고 상상을 한다. 잠시 후에 기침을 하려 한다.) 에헴.

설 : 어때요? 기침이 나옵니까?

S : 네, 지금 기침을 안 하려고 참고는 있는데. 기침이 나오려 해요.

설 : 그래요? 참지 말고 기침이 나오면 하세요.

S : 콜록, 콜록……

설 : 좋아요. 지금 기침 나오는 정도가 얼마가 되죠? 1에서 10까지 중에서 말입니다.

S : 8 정도 되는 것 같아요.

173

설 : 좋아요. 그럼 '기침'이라고 계속 말해 보세요. 그동안에 저는 톡톡 두드리도록 하겠습니다(눈썹 타점을 시작으로 하여 몸통 7타점을 계속 쳐 나갔다.). 좋아요. 이제 기침 정도가 어떤지 체크해 볼까요? 수치가 어떻게 되나요?

S : 음, 4 정도입니다.

설 : 그럼, 이번에는 '여전한 기침'으로 할게요. 그렇게 계속 말해 보세요(눈썹 타점을 시작으로 하여 한 번 더 몸통 7타점을 계속 쳐 나갔다.).

S : 여전한 기침, 여전한 기침, 여전한 기침…….

설 : 어때요, 이번에는? 기침의 정도가 얼마나 되세요?

S : 아, 이젠 1 정도밖에 되지 않아요. 많이 좋아졌어요.

설 : 그래요? 그렇다면 이번에는 이런 방법으로 그 1마저 털어 버립시다. 잠시 앞을 보면서 머리를 움직이지 마세요. 눈동자만 아래쪽에서 위의 천장 쪽으로 굴리면서 올려 보세요. 천천히 말입니다.
이때 '기침'이라고 계속 말해야 합니다. 이 손을 따라 이 속도로 눈동자가 올라가도록 하세요(손동작으로 눈동자를 위쪽 방향으로 유도한다.).
잠시 후에 제가 '시작' 하면 '기침'이라고 말하면서 눈동자를 위로 굴리세요. 그렇다면 저는 당신의 왼손의 전역을 계속 이렇게 두드리겠습니다. 아셨죠?

S : 네, 알겠습니다.

설 : 자, 이제 시작합니다. 시작!(S의 손등 전역을 계속 두드리고 눈썹 타점을 시작으로 하여 한 번 더 몸통 7 타점을 쳐 나갔다.) 자, 이젠 기침이 어떤지 체크를 해 보세요.

S : 신기하네요. 이젠 기침이 없어졌을 뿐 아니라 앞으로는 기침을 안 할 것 같아요.

설 : 그래요? 그것을 어떻게 알아요?

S : 그냥 그런 생각이 들어요.

설 : 확실해요?

S : 네, 확실해요.

설 : 그럼, 우리 확인을 한번 해 볼까요? 이리로 와 보세요. 여기 에어컨이 있는데, 이 에어컨을 켜 보겠습니다. 그리고 이 앞에 서서 바람을 느껴 보세요(에어컨을 켠다. 잠시 후에 에어컨 바람이 불고 사례자는 그 바람을 쐰다.). 어때요? 바람이 불죠? 기침이 나올지 어떨지 지켜봅시다.

S : 아무렇지도 않은데요?

설 : 그래요? 좀 더 가까이 와 보세요. 바람을 좀 더 가까운 곳에서 쐐 봅시다. 좋아요. 그래도 아무렇지 않아요?

S : 네. 신기해요. 예전 같으면 도저히 이렇게 있을 수가 없었고 생각지도 못하는데요. 정말 아무렇지도 않네요.

설 : 아~ 좋습니다. 확실히 성공한 것 같아요. 모두 박수 한번 쳐 드립시다. 축하합니다.

이상과 같은 과정을 통하여 그녀는 신기하게도 기침을 하지 않았으며 그 결과에 대해 대단히 신기하게 생각한 것은 물론이다. 20여 년간 끊임없이 지속되어 온 기침 문제가 한 순간에 말끔하게 해결되었으니 어찌 신기하지 않은가? 믿기 어려운 현상이 벌어지고 있었다. 그뿐 아니라 불안했던 마음까지 가벼워졌다.

설 : 자, 처음에는 불안하다고 했는데, 사람들 앞에서 이런 모습을 보이는 지금의 느낌은 어때요?

S : 이젠 괜찮은 것 같아요. 마음이 편안합니다.

설 : 그래요? 그럼 기념으로 노래를 한번 불러 봅시다.

S : 저는 노래를 잘 못합니다. 사람들 앞에서 노래를 불러 본 적이 한 번도 없어요.

설 : 그러니까 오늘 한 번 해 보자는 거죠. 평소에 노래를 잘 부르는 것 같으면 굳이 노래를 시키지 않아요. 평소에 대인 불안의 문제 때문에 사람들 앞에 잘 서지도 못하고 말도 잘 하지 못하잖아요. 그런데 오늘 기침 문제를 해결하는 가운데, 톡톡의 효과로 대인 불안 문제도 동시에 해결된 것 같으니 확인을 한 번 해 보자는 뜻이죠.

S : 그럼, 한번 해 보겠습니다. 잘 못하지만.

이렇게 하여 사례자는 정말 어릴 때 이후 처음으로 사람들 앞에서 노래까지 부를 수 있게 되었다. 일주일 후에 강의장에서 다시 만났을 때 그녀는 여전히 기침을 하지 않은 상태로 잘 지내고 있었다. 세미나에 참석한 모든 회원이 그런 사실을 확인하였다. EFT의 위력을 새삼 확인하는 순간이었다.

모든 경우가 그러하듯이 EFT에도 개인차가 있다. 조금 더 시간이 걸리면서 문제나 고통이 해결되는 경우도 있지만 이런 상황처럼 정말로 짧은 시간에 그리고 단축 과정을 사용했을 뿐인데도 오래된 고통이 말끔하게 해결되는 경우도 많다. 그래서 신기하게 생각될 수밖에 없다. 그러한 성과를 위해서는 상담자의 많은 경험이 필요하다.

3. 사업가의 고민을 풀어 준 EFT

수도권에서 중소기업을 운영하는 윤 사장이라는 분을 상담한 적이 있다. 그는 제조업에 종사하는데 그의 아내가 마치 동업자처럼 함께 도와서 사업을 이끌어나가고 있었다. 그런데 윤 사장의 부인은 사업에 대한 야망과 열정이 남편보다 컸다. 그러다 보니 남편이 되는 윤 사장에게 이런 저런 간섭을 자주 했고 남편의 생각보다는 자신의 생각대로 사업을 이끌어가는 일이 많았다. 그래서 부부 사이에 많은 갈등이 생겼다.

사실 윤 사장은 과거에 사업에 실패한 적이 있다고 했다. 그래서 아내가 남편의 사업에 동참하게 된 것이다. 아내는 현실 감각이 뛰어나고 사업 수완도 발휘할 줄 아는 편이어서 남편 사업의 파트너로서 함께 일할 수 있는 능력을 갖추고 있었다. 그래서 처음에 윤 사장은 아내가 사업의 일정 부분을 맡아 책임을 지면서 일을 해 주는 것이 좋을 것 같아서 함께 일을 시작한 것이고 그것이 얼마 전까지는 크게 문제가 되지 않았다.

그런데 아내의 잔소리가 점점 심해졌다. 또한 두 사람 사이에는 아직 자녀가 없기에 윤 사장으로서는 아기를 갖고 싶었으며 아내에게 자녀에 대한 이야기를 하면 아내는 오히려 화를 내면서 아직은 아기를 가질 때가 아니며 사업체를 좀 더 키워야 하고 재정적인 기반도 더 갖춰야 한다면서 임신을 피하였고 오히려 남편에게 상황 파악을 제대로 못하고 있다면서 면박까지 주는 것이었다.

윤 사장은 자신의 나이는 들어가는데 자녀가 없어 이러다 혹시 아이를 갖지 못하게 되는 것은 아닐까 조바심도 났다. 또한 과거의 실패를 되풀이하지 않을까 하는 막연한 두려움을 느꼈으며 왠지 모르게 사업에서 제대로 성공하지 못할 것 같다는 생각과 불안한 마음도 있었다. 계속 상승되는 유가 때문인지 비즈니스 환경까지 자꾸 저조해지는 상황이다 보니 그로서는 날이 갈수록 우울해지고 또 자신감도 사라지는 것 같았다. 그리고 심지어는 무력감도 들어 사업이고 뭐고 다 그만두고 싶은 마음까지 들었다. 그러나 현실적으로 그렇게 할 수는 없는 노릇이니 안타깝고 답답한 심정이었다.

이런 경우, 윤 사장에게는 내면적으로 제한적 신념과 부정적 정서라는 두 가지 차원의 장애가 있다고 해야 할 것이다. 그러므로 그가 사업을 잘 해 보려고 아무리 노력을 해도 어쩌면 스스로 갖고 있는 내면적인 한계 때문에 어려움을 겪을 수 있다. 그래서 그러한 문제를 해결하기 위하여 EFT가 적용될 수 있다.

가장 먼저 적용해 볼 수 있는 것으로는 윤 사장의 마음에 있는 부정적 정서를 제거하는 것이었다. 그가 가진 부정적 정서로는 아내에 대한 불만, 사업 실패에 대한 두려움, 자녀 출산에 대한 걱정, 자신감 결여, 무력감, 답답함과 같은 것이다.

그뿐 아니라 그에게는 제한적 신념, 즉 스스로 사업에 성공하지 못할 것이라는 막연한 생각이 있다. 그러므로 EFT를 통해서 이런 부정적 정서들과 제한적 신념을 제거한다면 윤 사장은 더욱 긍정적인 정서 상태와 새로운 믿음으로 자신의 사업에 열중할 수 있을 것이다.

성공적인 비즈니스도 상황에 따라 필요한 능력과 기술은 많다. 하지만 정작 중요한 것은 그 비즈니스의 주체자인 사람의 마음이다. 이러한 마음과 함께 건강상태 또한 중요하다. 다행히 EFT는 마음과 건강 상태를 효과적으로 다룰 수 있기 때문에 비즈니스의 중요한 도구가 될 수 있을 것이다.

4. EFT로 변비 문제를 해결하다

EFT의 효과는 이미 여러 가지 경험으로 입증되었지만 필자는 아들의 변비 문제를 EFT로 해결함으로써 EFT의 신비성을 다시 한 번 확인한 적이 있었다.

필자의 아들은 미국에서 대학을 다니다가 방학을 맞아 귀국하여 집에서 생활하고 있었다. 아들은 유학 생활의 외로움과 심리적 · 육체적 부담으로 집에서는 마치 아기처럼 지내면서 부모에게 어리광을 부리고 있었다. 다 큰 대학생이었지만 학기 내내 떨어져 지내다가 방학 때야 겨우 만나는 부모 자식 간에 애틋함이 생겨서인지 아들의 어리광이 귀엽게만 보였다.

그런데 아들은 미국 문화에 적응하면서 지내다가 모처럼 한국에 와서 한국 음식을 먹다 보니 과식과 폭식을 하게 되었다. 그렇게 며칠이 지난 후 변이 나오지 않아 속이 거북하여 혼자 끙끙거리고 있었던 모양인데 우리 부부는 그러한 사실을 눈치 채지 못했다.

어느 날 밤 아들이 화장실을 왔다 갔다 하길래 왜 그렇게 자주 화장실을 가냐고 물어보았다. 아들은 변비에 걸렸는지 며칠째 고생 중이라고 말하는 것이었다.

그래서 나는 그렇다면 왜 아빠에게 진작 말하지 않았냐고 물었다. 아들은 어차피 아빠에게 말해 봐야 뾰쪽한 수가 없다고 생각하여 말하지 않았다고 하였다. 아내와 나는 동시에 "맞다, EFT가 있잖아." 하고 말했다.

나는 곧 아들을 앞에 앉혀 놓고 EFT를 적용하였다. 처음에는 변비를 주제로 태핑을 하였다. 몇 회기를 돌았지만 뚜렷한 호전을 보이지 않았다.

"나는 비록 변비에 걸렸지만 나 자신을 깊이 그리고 완전히 받아들입니다."
"변비"
"변비"
"변비"
등으로 해 보았지만 별로 소용이 없었다. 그래서 다음과 같이 "똥이 나오지 않는다."라고 직접적으로 표현하도록 하였다.

“나는 비록 똥이 나오지 않지만 나 자신을 깊이 그리고 완전히 받아들입니다.”

“나는 비록 똥이 나오지 않지만 나 자신을 깊이 그리고 완전히 받아들입니다.”

“나는 비록 똥이 나오지 않지만 나 자신을 깊이 그리고 완전히 받아들입니다.”

나는 아들의 가슴 압통점을 찾아서 문지르면서 아들에게 이상과 같이 세 번의 긍정적 자기 암시문을 반복하게 한 후에 곧바로 다음과 같은 단축어를 말하게 하면서 그의 얼굴부터 타점을 쳐 나갔다.

“똥”
“똥”
“똥”
“똥”

이런 식으로 기본 치료 과정을 밟았을 때, 아들은 속이 조금 편해지고 트림 비슷한 것이 나온다고 하였다. 그래서 2차 시도를 해 보았다.

“비록 여전히 똥이 나오지 않지만 나는 나 자신을 깊이 그리고 완전히 받아들입니다.”

“비록 여전히 똥이 나오지 않지만 나는 나 자신을 깊이 그리고 완전히 받아들입니다."

"비록 여전히 똥이 나오지 않지만 나는 나 자신을 깊이 그리고 완전히 받아들입니다."

나는 아들의 가슴 압통점을 마사지하는 가운데 아들에게 위와 같이 세 번의 긍정적 자기 암시문을 말하게 하고 다음과 같은 단축어를 계속 말하게 하면서 태핑을 시작하였다.

"여전한 똥 문제"
"여전한 똥 문제"
"여전한 똥 문제"
"여전한 똥 문제"

이상과 같은 과정을 2회기 돌았을 때 좀 더 나은 효과를 보였다. 그래서 한 번 더 위와 같은 과정을 밟으며 3회기를 돌았다. 그리고 경과를 지켜보기로 하였다.

아들은 갑자기 소리를 지르면서 화장실로 달려갔다.

"와, 똥이 나온다."

그리고 요란한 소리와 함께 아들의 즐거워하는 목소리가 들렸다.

이로써 아들은 십여 분 간의 EFT 치료를 통하여 며칠간의 고통에서 완전히 벗어날 수 있었다. 아들은 예전에도 EFT에 대해서 알고 신기하게 생각하고 있었지만 그날 또다시 EFT의 위력을 경험한 셈이었다.

똥을 제대로 누지 못하는 고통, 경험해 본 사람은 다 알 텐데 EFT가 그렇게도 먹힌다는 사실을 기억하기 바란다.

5. 스트레스로 인한 머리 지끈거림 치료

EFT 공개 세미나에서는 늘 새로운 치유 사례가 생겨나곤 한다. 많은 사람이 참여할수록 성공 사례가 많이 생기는 것이다. 이번에 소개할 사례는 아주 평범할 수도 있는 것이지만 일상에서 EFT가 얼마나 효율적으로 활용될 수 있는지를 보여 주는 좋은 예가 될 것 같다.

지방에서 올라온 사례자는 세미나에 열심히 참여했다. 거의 7개월째 NLP와 최면 등의 전 과목을 수강하느라 우리 아카데미로 주말마다 출퇴근하다시피 하면서 토요일 밤은 찜질방에서 밤을 보내기도 한다.

그는 지방에서 요가원을 오랫동안 운영하면서 나름 건강 관리도 잘해 왔는데, 최근에는 서울을 오르내리느라 피로가 누적되고 또 스트레스도 심하게 쌓였는지 아침부터 얼굴도 화끈거리고 머리도 지끈거려서 아주 괴롭다고 하였다. 그래서 공개 치료 시간에 앞으로 나와서 치료를 받겠다고 하였다.

먼저 얼굴과 머리 쪽 전체가 지끈거려 괴로우니 도와달라고 하였는데, 일단 얼굴 화끈거림에 초점을 두고 톡톡 EFT 타법을 시작하였다. 그 결과 고통 지수는 8에서 6으로 그리고 3으로 내려가는 것을 확인하였다. 그랬더니 이번에는 머리 지끈거림이 더 심하다고 하였다. 그래서 다시 머리 지끈거림에 초점을 두고 톡톡 타법을 하였다.

두어 번 정도의 단축 과정으로 톡톡 타법을 시행한 결과 그는 환한 표정으로 다 나았다고 하면서, 너무 신기하게도 이렇게 맑고 시원할 수가 있느냐고 감탄하였다. 자리로 돌아간 후에 사례자는 잠시 후에 이번에는 신기하게 눈도 맑아졌다고 하면서 좋아하였다. 그런데 재미있는 것은 시간이 지날수록 눈이 점점 더 맑아진다고 하였다. 나는 효과의 일반화가 이루어지는 거라고 설명하였다.

그렇다. EFT 치료 상황에서는 효과의 일반화가 이루어질 수 있는데 그것은 이미 설명했듯이, 어떤 치료의 효과가 주변의 문제에도 영향을 미쳐서 다른 문제까지 해결된다는 것이다. EFT를 시행하다 보면 그와 같은 효과 일반화의 덕을 보는 경우가 참 많다. 그런 것은 일석이조 또는 일석다조의 재미를 보게 하는 EFT의 묘미가 아닐까 싶다.

앞으로 EFT의 효과가 더 많이 더 크게 번져나가기를 기원해 본다.

6. EFT를 이용한 두통 치료

모 대학 강사인 50대 K씨는 40대인 여동생의 두통 문제를 EFT로 해결한 바 있는데, 이 사례는 그 내용을 소개한 것이다.

며칠 전에 동생이 감기 때문에 병원에 가서 주사를 맞고 약 처방을 받고 왔다. 동생은 병원에 갈 때만 해도 그다지 증상이 심하지 않았지만 저녁 식사 때부터 컨디션이 몹시 좋지 않다는 말을 했다. 그리고 식사 후 약 복용을 하고 자리에 누웠는데 머리가 깨질 듯이 아프고 배도 아프며 온몸이 몹시 아프다고 호소하였다.

동생은 일전에도 한 번 EFT를 적용해 보았는데 별로 신뢰를 하지 않는 듯 보였기에 나는 조심스럽게 EFT를 해 보겠느냐고 물었고, 동생은 해 달라고 하였다.

나는 동생의 몸 균형이 깨지게 된 원인이 과로였음을 알았기에 자신을 혹사해서 미안하다는 마음을 가지라고 그에게 말해 주었다. 그리고 눈을 감고 심호흡을 한 다음 현재의 고통 지수를 느껴 보라고 하였다. 그리고 1부터 10까지 중에서 고통 지수가 얼마가 되는지를 물었을 때 고통 지수가 9.5 정도나 된다고 하였다.

나는 동생에게 다음과 같이 말해 주었다. "넌 지금 인체 에너지 체계에 혼란이 왔으니 그걸 바로 잡아주기 위해 그리고 치료 기법이 잘 받아들여질 수 있도록 하기 위해 몸의 정지 작업을 해야 해. 그러니 가슴의 압통점을 문지르면서 다음과 같은 말을 세 번 반복해서 따라해 봐. '나는 비록 머리가 아프지만 나 자신을 깊이 그리고 완전히 받아들이고 깊이 사랑합니다.'"

동생은 몹시 아팠는지 잘 따라하였다. 그리고 나는 그에게 기본 두드리기를 해 보라고 하려 했으나 그의 몸 상태가 너무 좋지 않아서 그에게 기본 두드리기를 직접 하라고 하기에는 무리가 될 것 같아서 동생이 '두통' 이라는 단축어를 말하는 동안에 내가 두드리기를 해 주었다. 기본 두드리기를 마친 후에 손등 두드리기를 하고 다시 기본 두드리를 실시하는 식으로 1회기의 기본 치료 과정을 마쳤을 때 동생의 고통 지수는 7로 내려갔다. 동생은 "두통이 정말 줄었네."라고 말하였다.

여전히 남은 7 정도의 두통을 해결하기 위하여 나는 다시 동생에게 보충 치료 과정을 실시하였다. 그 결과 고통 지수가 5로 내려갔다. 동생은 "어? 정말 더 나아졌어." 하고 말했다. 그리고 다시 두 번째 보충 치료 과정을 거쳤을 때 고통 지수는 3으로 내려갔다. 이때 동생은 "언니, 정말 신기하다. 이제 살 것 같아."라고 말했다.

이와 같은 과정을 거치면서 EFT 과정을 끝내고 난 후에 나는 동생의 정수리를 다섯 손가락 끝으로 계속 톡톡 쳐 주었고 동생은 잠이 들었다.

나는 이처럼 EFT의 효과를 경험하고 나서 EFT를 더욱 신뢰할 수 있게 되었고 가족들도 EFT에 대하여 신기하다는 반응을 보였다. 나도 내가 배운 EFT를 가족을 위해 유용하게 쓸 수 있게 되었다는 사실이 뿌듯하였다.

7. EFT로 편두통 치료

상담자는 60대의 한의사로서 자신의 한의원에 내원한 40대 환자의 편두통 문제를 EFT로 치료한 사례를 다음과 같이 보고하였다.

사례자는 관절염 때문에 우리 한의원에 내원하면서 한약을 먹고 있는 환자였다. 그런데 그는 두 번째 약을 짓기 위해 내원을 하여 편두통이 있다고 하면서 치료를 부탁하였다. 그래서 나는 한꺼번에 두 가지 종류의 질환을 치료하기가 쉽지 않으니 편두통은 다른 간편한 방법으로 치료를 해 주겠다고 하였다.

환자가 내 말을 수용하여 나는 EFT라는 치료 방법이 있다고 소개하였다. 그리고 구체적으로 EFT에 대해서 설명을 해 주었으며 동시에 EFT는 힘들거나 어렵지 않고 누구나 쉽게 따라할 수 있는 것이니 내가 시키는 대로 따라 해 주기만 하면 된다고 말했다. 환자는 편두통이 낫기만 한다면 어떤 방법이든 따라 하겠다고 하였다. 그래서 다음과 같은 식으로 치료 과정이 진행되었다.

상담자 : 자, 그럼 이말을 따라 해 보세요. "비록 나는 편두통이 있지만 나 자신을 깊이 사랑하고 받아들입니다."

사례자 : 원장님! 길어서 기억하기 어려우니 종이에 써 주세요.

상담자 : 좋아요. 써 드릴게요. 연습해 보세요. 쉬운 말이죠?

사례자 : 네, 쉽습니다.

상담자 : 이제 압통점이라는 가슴 문지르는 부위를 알려 드릴게요. 이곳입니다. 아프죠? 이 압통점을 잘 찾아야 합니다. 그리고 손가락 검지와 중지를 이렇게 (방법을 알려 주며) 하고 좌측이나 우측 어느 한쪽을 마사지하듯이 문지르면서 앞서 알려준 긍정적 암시문을 3회 말하면 됩니다. 이때 그 내용 자체를 믿지 않아도 됩니다. 그러나 감정을 싣고 강조할 부분은 강조하면서 가능하면 소리내어 말하는 것이 좋습니다. 압통점을 문지를 때는 너무 통증이 심하지 않게 조심해서 문지르세요. 이곳은 림프샘이 있으므로 문지르면 림프 울혈 현상이 발생하기 때문에 통증이 생깁니다.

사례자 : 네, 알았습니다. 누르니까 아프네요.

상담자 : 그래요. 그러니까 너무 아프게 문지르지 말라는 거예요. 그러면 이제 기본 타점 일곱 군데를 알려 드릴게요. 잘 기억하세요. 첫 번째는 눈썹이 시작되는 부분입니다. 두 번째는 눈썹 끝 부분이에요. 세 번째 자리는 눈동자 밑입니다. 네 번째 위치는 코 밑과 윗입술 중간이고요. 다섯 번째는 아래 입술 밑 부분이에요. 여섯 번째는 쇄골이 시작되는 곳에서 아래로 2.5cm 지점에 쏙 들어간 부위입니다. 일곱 번째는 겨드랑이 중앙에서 수직으로 내려오고 남자의 경우 유두와 수평 되는 부위이며 여성의 경우 브래지어 끈이 통과하는 곳으로 이곳도 누르면 통증이 있어요. 다시 한 번 알려 드릴게요(다시 설명하며 알려 줌).

사례자 : 어렵지는 않네요.

상담자 : 이 일곱 군데를 '편두통', '편두통' 하고 소리를 내면서 각각 평균 일곱 번씩 이렇게 두드리세요(해당하는 부위를 직접 두드려 주면서 시범을 보인다.).

사례자 : 좌측이든 우측이든 관계없나요?

상담자 : 네, 어느 쪽이든 관계없어요. 일곱 군데를 직접 두드려 보세요. 조금 전에 제가 해 드렸듯이 말입니다. 처음에는 서투르지만 곧 잘될 겁니다. 자, 저를 따라서 해 보세요(시범을 보인다.).

사례자 : 글쎄요. 좀 전에 원장님이 한 번 해 주신 것만으로도 두통이 좋아진 것 같아요. 괜히 기분이 그래서 그런지 모르겠지만 말입니다.

상담자 : 기분이 아니라 정말 좋아진 거예요. 자, 다시 한 번 해 보세요. 이번에는 '여전한 편두통'이라고 말하면서 하세요. '편두통' 앞에 '여전한'이라는 말을 반드시 넣도록 하세요(사례자가 두드리기를 끝낸 후에) 어떻습니까? 몇 %나 두통이 소멸되었나요?

사례자 : 70% 정도 좋아진 것 같습니다.

상담자 : 그것 보세요. 이번에는 손에 있는 다섯 군데 타점을 알려 드리겠습니다. 이 부위도 쉽습니다. 자세히 보세요. 손을 쭉 펴고 손가락을

벌린 다음 편안히 보세요. 일곱 번째까지 했죠? 이번에는 여덟 번째입니다. 이것은 엄지손가락 손톱의 바깥 쪽 아래 끝부분이고요, 아홉 번째는 검지에서 엄지 방향 손톱의 아랫부분입니다. 열 번째는 중지에서 엄지 방향으로 위와 같은 부분이고요, 열한 번째는 새끼손가락의 위와 같은 부위예요. 그리고 열두 번째는 새끼손가락 밑으로 손목 쪽으로 손등과 만나는 손목과의 중간 부위예요. 바로 이곳이에요. 쉽죠?

사례자 : 지금은 쉬운 것 같은데 집에 가면 잊을 것 같으니 적어 주세요.

상담자 : 그렇게 하지요. 자, 한 번 해 보세요. 이곳도 '편두통', '편두통' 이라고 말하면서 일곱 번씩 두드리세요. 여덟 번째에서 열한 번째까지는 검지 손가락 하나만으로 두드려도 됩니다.

사례자 : 잘 알겠습니다. 그런데 무슨 병이든 이 방법을 쓰면 효과가 있나요?

상담자 : 꼭 그런 것은 아니지만, 대부분 효험이 있습니다. 얼마나 편리해요. 돈 안 들고 아무 곳에서나 자기 자신이 치료할 수 있다는 것이 신기하지 않아요? 오늘 큰 선물을 받으신 거예요.

사례자 : 감사합니다. 그러니까 그 멀리서 원장님한테 오고 있지요.

상담자 : 그래요, 감사합니다. 일단 돌아가신 후 좀 더 지나 보시고 좋은 결과가 있으면 연락 주세요.

이상과 같은 치료 과정이 끝난 며칠 후에 환자에게서 전화가 왔는데 가끔 편두통이 다시 살아날 때는 배웠던 EFT 방법으로 스스로 통증을 감소시킬 수가 있게 되었고 이제는 가족들과 이웃에도 이 방법을 알려 주어 주변에서 고맙다는 인사를 받고 있다고 하였다. 나는 한의원 원장으로서 환자에게 침을 사용하지 않고도 두통을 해결해 줄 수 있어서 뿌듯하였다.

8. EFT를 통한 모공 축소와 얼굴색 밝게 하기

40대 주부인 사례자는 평소에 자신의 얼굴 때문에 스트레스를 받다가 EFT를 스스로에게 적용하여 효과를 본 사례를 다음과 같이 보고하였다.

나는 얼굴에 모공이 크기 때문인지 얼굴에 신경을 많이 쓰는 편이다. 평소 나는 모공이 큰 것에 스트레스를 받곤 하였다. 특히 중요한 외부 행사가 있고 사람들을 많이 만나야 할 때는 모공에 대한 스트레스가 더욱 커지기 마련이다.

그런데 설기문 교수님에게 EFT를 배운 이후에 EFT를 얼굴 가꾸기에 적용해 보았더니 신기하게도 효과가 있었고 그것으로 인해 자신감을 갖게 되었다. 사실 처음에는 믿지 않았다. 손가락으로 그렇게 두드린다고 뭐 얼굴이 변하고 실제로 그렇게 치료가 될까 싶었다. 배우긴 했지만 별로 사용하지도 않고 나에게 적용해 보려는 생각을 하지 않았다.

그러나 식사 후에 소화가 잘 안 되고 속이 더부룩한 느낌이 있던 어느 날 EFT 생각이 나서 혹시나 하는 마음으로 눈썹 타점부터 두드리는 식으로 EFT 기법을 적용해 보았다. '위장의 불편함' 을 말하면서 톡톡 두드리기를 계속하였다. 그런데 신기하게도 쇄골 타점 쯤에 왔을 때 속에서 무엇이 내려가는 것을 느꼈다. 위장에 무엇인가 신호가 온 것 같았다. 그리고 단축 과정을 1회 마쳤을 때는 이미 속이 편안하였다. 한편으로는 반신반의하는 마음이 여전하면서도 호기심이 생기기 시작하였다.

보통 때 속이 편하지 않으면 위장약을 먹는 편이다. 그날도 위장약을 먹을까 생각하다가 EFT 생각이 나서 가벼운 마음으로 시험도 해 볼 겸 두드렸는데, 뜻밖에 효과를 보게 되니 신기하기도 하였다. 그런데 혹시 우연은 아닐까 하는 의심이 들어서 조금 더 시험해 보기로 하였다. 그러던 차에 나는 얼굴 문제에 EFT를 적용해 보기로 했다. 이번에는 좀 더 진지하게 실험에 임하였다.

특히 나의 모공에 대한 걱정이 컸기에 다음날의 모임 참석을 위해 취침 전에 화장대 앞에 앉아서 모공에 초점을 두면서 눈을 감고 심호흡을 하였다. 그리고 마음속으로 모공이 축소되기를 바랐다. 그리고 '모공 축소'를 작은 소리로 말하면서 기본 7타점을 두드렸고 기본 7타점 두드리기를 다시 해 보았다.

눈을 뜨고 거울에 비친 내 얼굴을 보았을 때 잠시 멈칫하지 않을 수 없었다. 어쩐 일인가? 모공이 축소되어 있지 않은가? 착시 현상인지는 모르겠으나 분명히 내가 보기에 모공이 축소되어 있었다. 그리고 좀 더 확실히 하고 싶어서 한 차례 더 기본 7타점을 두드려 나갔다. 이때는 내 목소리에 힘이 더 들어갔다. 그리고 얼굴을 다시 한 번 확인해 보았을 때 EFT를 온전히 확신할 수 있었다. 확실히 모공이 축소되었다.

나는 의학적으로 이 현상을 어떻게 설명해야 할지를 알지 못하였다. 남편이 의사이기에 나는 평소에 의학적인 상식을 남보다 많이 갖고 있을 뿐 아니라 어떤 증상이 있을 때도 의학적인 관점에서 생각하는 버릇이 있었다. 이번 경우에도 당연히 의학적인 차원에서 생각을 해 보게 되었지만 내가 전문가가 아니어서 그런지는 몰라도 의학적 상식으로 이해가 되지 않았다. 그래서 나중에 남편에게 물어도 보았지만 남편 역시 제대로 이해하지도 설명하지도 못하였다. 그러나 그것이 무슨 상관이랴? 내 얼굴이 바뀌었고 분명히 크게 보이던 그것이 작아졌는데!

괜히 신이 난 나는 이번에는 이왕이면 내 얼굴이 좀 더 예뻐졌으면 좋겠다고 생각하였다. 그래서 EFT로 좀 더 예뻐질 수 있지 않을까 하는 마음으로 예뻐지기에 초점을 두고 EFT를 적용해 보기로 하였다. 무슨 말로 단축어를 말할까 잠시 망설이던 나는 일단 과감하게 '얼굴 못생김'이라는 말을 생각해 냈다. 그리고 그 단축어로 단축 7타점을 쳐 나갔다.

　그런데 단축 과정을 몇 회기 돌아봤지만 별로 달라지는 게 없었다. 그래서 좀 더 느긋하게 해야겠다고 생각하고 기본 치료 과정을 착실히 밟아 보겠다고 마음을 먹었다. 그래서 우선 가슴의 압통점을 찾았다. 그리고 긍정적 암시문을 다음과 같이 생각해 보았다. "나는 비록 얼굴이 못생겼지만, 나 자신을 깊이 그리고 완전히 사랑합니다." 나는 이 암시문을 세 번 반복하면서 가슴의 압통점 문지르기를 하였다.

　그리고 기본 두드리기 단계와 손등 두드리기 단계, 기본 두드리기 단계를 차례대로 시행함으로써 기본 치료 과정을 밟아 나갔다. 그리고 1회의 기본 치료 과정을 마친 후에 나는 거울에 얼굴을 비춰 보았다. 왠지 거울에 비친 내 얼굴이 처음보다 조금 더 편안해 보였다. 그래서 보충 치료 과정으로서 "나는 비록 여전히 얼굴이 못 생겼지만 나 자신을 깊이 그리고 완전히 사랑합니다."라는 긍정적 암시문을 세 번 말하고 다시 기본 두드리기, 손등 두드리기, 기본 두드리기를 계속하였다.

　이와 같은 과정을 몇 차례 더 반복하였을 때 몸과 마음이 아주 편안하게 이완되는 기분을 느꼈고 거울을 보지 않아도 왠지 더 예뻐졌을 것 같은 느낌을 갖게 되었다. 그리고 곧 잠자리에 들었다. 그런데 다음 날 모임에 나갔을 때 사람들이 나에게 "얼굴이 좋다. 뭐 좋은 일이 있느냐?" "얼굴이 예뻐졌다."는 등의 인사말을 전해 왔다.

　나는 비록 그 말들이 빈말이라 할지라도 기분 좋게 받아들이겠지만, 왠지 전날 밤에 EFT 작업을 했던 효과를 본 것 같아서 기분이 좋았다. 그리고 그 말들이 그냥 인사치레로 하는 말로만 들리지 않았던 것은 한 지인이 진지하게 다가와서 "요즘 얼굴 마사지를 받느냐?"는 말을 걸어왔기에 EFT의 효과가 컸음을 더욱 실감할 수 있었다.

　별로 믿음을 갖고 시작하지는 않았지만 어쨌든 교수님에게 EFT를 배우고 그것으로 인해서 많은 도움을 받았기에 감사드리는 마음이다.

9. 우울증 치료에 도움이 되는 EFT

한의원에서 전문 상담사로 일하는 40대의 여성인 상담자는 42세의 주부를 상담 치료하는 가운데 그녀의 우울 증상을 EFT로 치료하였고 그 결과를 다음과 같이 보고하였다.

사례자는 현재 남편과의 성격 차이로 3년째 별거 중에 있는 사람으로 가끔 자신의 의지와 상관없이 이상한 행동을 하기도 하며 다리와 팔에 마비증상이 일어난다고 하였다. 그리고 그는 웅성거리는 듯한 환청이 귀에 들리기도 하고 알 수 없는 어떤 기운이 자신을 누르고 있는 듯한 기분을 느낄 뿐 아니라 견디기 어려운 여러 가지 형태의 두려움과 공포감에 사로잡혀 있다고 하였다. 성인인데도 소녀처럼 수줍음이 많은 그는 현재 마음에 큰 상처를 받은 것처럼 보였고 몸의 자세 또한 많이 움츠려 있기에 다소의 우울 증세까지 갖고 있는 것으로 판단되었다.

사례자가 나보다 나이가 더 많기에 그녀를 언니로 부르면서 상담을 시작하였다.

상담자 : 언니, 오늘 이 자리에 와서 나와 이야기를 하기까지 많은 용기가 필요했을 거예요. 그런 용기를 낸 만큼 편한 마음을 가지고 돌아가기 위해서는 언니와 제가 진심어린 대화를 해야 한다고 생각해요. 말하기 어려운 문제가 있겠지만, 그 어려운 문제를 해결하기 위해 우리가 만난 거니까 두려움 없이 말해 주면 좋을 것 같아요.

사례자 : 네, 얼마 전부터 이상한 소리가 계속해서 들리고요. 남자들이 제게 조금 친절하면 자꾸 이상한 생각이 들어요.

상담자 : 어떤 이상한 생각이 들지요?

사례자 : 그러니까, 본능적으로 대하게 되거든요.

상담자 : 본능적으로 어떤 식으로 대하게 되는데요? 성적인 생각을 하고 있을 것이라고 느낀다는 것인가요?

사례자 : …….

상담자 : 그래요, 괜찮아요. 설명하기 힘든 부분이라는 것을 알아요. 어려운 말 해 줘서 고마워요. 그럼 오늘 언니랑 같이 할 상담에 대해서 설명해 드릴게요.

여기서 나는 전문 상담 기법을 적용하면서 전문 상담을 실시하고 있었다. 하지만 사례자가 긴장하거나 상담 과정에 몰입을 잘 못하고 있는 것 같기에 전문 상담 기법을 적용하는 것을 중단하고 EFT 기법을 적용해 보기로 하였다. 그래서 사례자에게 가슴에 있는 압통점을 찾게 하고 그 부분을 손가락으로 문지르게 하면서 다음과 같은 문장을 소리 내어 세 번 반복하게 하였다.

"내 마음이 이렇게 두렵고 답답하지만 그래도 나는 나 자신을 진심으로 아끼고 사랑합니다."

그런데 이상하게도 사례자는 앞의 문장을 세 번 반복했을 뿐인데 그 과정에서 어떤 감정이 움직였는지 눈물과 함께 콧물까지 흘렸다. 그녀가 흘린 눈물이 너무 많아서 엄청난 화장지가 소모될 정도였다. 한참 동안 눈물을 흘리는 사례자를 진정시킨 후에 기본 두드리기를 비롯하여 기본 치료 과정을 밟아 나갔다. 그 결과 처음의 두렵고 답답한 마음이 50% 정도 감소한 것으로 보였다. 그래서 "아직도 남은 두렵고 답답한 마음"이라는 말을 하게 하면서 보충 치료 과정을 실시하였다. 그 결과 두려운 마음이 30%로 감소하였고 1회기의 추가적인 보충 치료 과정을 통하여 두렵고 답답한 마음이 완전히 사라졌다.

상담자 : 언니, 눈을 감고 이제 마음 속을 한번 보세요. 마음에 혹시라도 아

직 남아 있는 두렵고 불편하고 답답한 마음이 있는지…….

 : 없어요, 아주 깨끗해요.

 : 그래요. 고마워요, 언니. 그리고 참 잘했어요. 언니가 자랑스러워요. 이렇게 밝게 웃는 모습을 보니 마음이 참 좋고 따뜻해지네요. 언니, 이제 이렇게 해 보세요. 가슴에 손을 얹고 깊숙이 숨을 들이마시면서 아주 상쾌한 공기가 기분 좋은 느낌으로 내 가슴 속 구석구석 내 온몸을 타고 들어간다고 생각하면서 심호흡을 해보세요. 그리고 말해요. 마음에게, 너무 사랑한다고, 아프게 해서 미안하다고, 앞으로 더더욱 사랑하겠노라고.

잠시 후에 사례자의 표정이 아주 밝아졌다. 상담자로서 큰 보람을 느꼈다. 그리고 다시 한 번 EFT의 신비함을 느꼈다. 별로 길지 않은 시간 동안 간단하게 몇 번 EFT 기법을 적용했을 뿐인데, 사례자는 처음과는 아주 많이 달라져 있었기 때문이다. 물론 이 사례에서 사례자가 처음에 가졌던 모든 증상이 다 사라졌거나 해결된 것은 아니다. 그에 대한 내용들은 이 사례의 주제에서 벗어나는 것 같기에 여기서는 생략을 하겠지만 처음에 비해서 크게 변화된 사례자의 상태로 인하여 후속적인 전문 상담은 아주 쉽게 잘 진행될 수 있었다. 이런 과정을 통하여 나는 결국 EFT는 일반적인 전문 상담이나 치료 과정에서 적절히 병행하여 효과적으로 사용될 수 있다는 사실을 알 수 있었다.

나는 눈을 감고 니 자신을 돌아보았다. 그리고 다음과 같은 생각이 들었다.

어떤 환경에 있는 사람이든 모든 사람을 가슴으로 받아들일 수 있도록 하라고 하느님께서는 내게 그 많은 경험을 하게 하셨나 보다.

어렵게 시어머님을 모시며 맘 고생하는 아내들을 이해하라고 하느님께서는 내게 병든 어머님을 오래도록 간호하게 하셨나 보다.

가정 폭력에 시달리는 아내들의 마음을 보살피라고 하느님은 오래도록 내게 폭력에 시달리면서 살게 하셨나 보다.

다른 사람들의 홀로 된 아픔 또한 이해하라고 하느님께서는 나를 홀로 남기셨나 보다.

지독한 외로움으로 시달리는 그들에게 친구가 되어 주라고 하느님은 내게 그 누구와도 벗이 될 수 없게 하시고 혼자 살게 하셨나 보다.

이 모든 것이 감사히 받아들여지는 순간 나 자신이 얼마나 아름답고 행복하며 사랑스러운지를 가슴 깊이 느꼈다. 참으로 못났다고 생각했던 내가 그들의 아픔, 슬픔, 분노를 진심으로 이해하려 들 때 나는 그들로 인해 내가 치유됨을 느낀다. 앞으로 만날 많은 사람을 위해 배움의 노력을 더욱 더 열심히 해야겠다는 생각이 든다.

10. 변비로 생긴 복통 응급 처치

어느 복지기관의 관장으로서 평소에 상담을 많이 하는 50대인 상담자는 아내의 친구가 겪은 응급상황을 EFT로 해결해 준 사례를 다음과 같이 보고하였다.

사례자는 아내의 친구이며 이웃에 살고 있는데 평소 변비가 심해 고통을 겪어 왔다고 한다. 이날도 사례자는 변비약을 먹었으나 변은 나오지 않고 갑자기 심한 복통이 밀려와 고생하고 있었다. 늦은 밤이라 약국이 모두 문을 닫은 상태였다.

사례자는 평소에 아내와 흉허물없이 지내는 사이이기 때문에 늦은 시간이었는데도 아내에게 응급실에라도 가야 할지 어떨지를 전화로 물어 왔다.

마침 이 전화 내용을 내가 옆에서 듣게 되었는데 그 순간 나는 그녀에게 어쩌면 EFT로 도움을 줄 수 있을 것 같다고 생각하였다.

그래서 나는 아내에게 혹시 내가 도와줄 수도 있을 것 같으니 그녀에게 집으로 올 수 있는지 물어보라고 하였고 사례자는 일단 나를 먼저 만나 보겠다고 하였다. 잠시 후에 남편과 함께 아주 고통스런 표정으로 집으로 온 사례자를 나는 곧바로 의자에 앉히고 잠시 대화를 나누면서 EFT 치료를 시작하였다.

나는 사례자에게 현재의 고통이 어떤 것인지 구체적으로 말해 보게 하였다. 그녀는 변비 때문에 배가 심하게 아프다고 하였다. 그래서 나는 그녀에게 가슴 부위의 압통점을 찾아보게 하고 그 압통점을 문지르도록 하였다. 그리고 곧 다음과 같이 소리 내어 세 번을 말하게 하였다.

"나는 비록 변비로 인해 배가 심하게 아프지만 나 자신을 깊이 그리고 완전히 받아들이고 사랑합니다."

이상의 긍정적 암시문을 말하게 한 후에 나는 곧 그녀의 얼굴 부위의 눈썹 타점부터 차례대로 톡톡 두드리기를 시작하였다. 그때 그녀에게 '복통'이라고 반복해서 말하게 하였다. 이와 같은 과정을 거치면서 손등 두드리기 단계와 기본 두드리기 단계까지 1회기를 마쳤을 때, 그녀는 복통이 조금 가라앉은 것 같다고 말하였다.

그래서 나는 보충 치료 과정으로서 '여전한 복통'이라는 단축어로 추가적인 두드리기 작업을 계속하였다. 그렇게 총 5회기 정도 두드리기를 했을 때 그녀의 통증은 서서히 가라앉고 전체적으로 몸이 상당히 편안해졌음을 확인할 수 있었다.

EFT의 효과가 확인됨에 따라 나는 다음 단계로 통증 대신에 이번에는 '변비'에 초점을 두고 EFT 치료를 실시하였다.

"나는 비록 변비가 심해서 변이 잘 나오지 않지만 나 자신을 깊이 그리고 완전히 받아들이고 사랑합니다."

나는 사례자에게 위와 같은 긍정적 암시문을 말하게 하고 가슴의 압통점을 3회 문지르도록 하였다. 그리고 '변이 잘 나오지 않음' 이라는 단축어를 반복하게 하면서 얼굴부터 두드리기 시작하였다. 몇 번의 두드리기를 계속하자 그녀는 조금씩 변의를 느끼기 시작하였고 화장실에 가고 싶다고 하였다.

그러나 처음에는 변이 시원하게 나오지를 않고 조금씩 나온다고 하였다. 그래서 나는 그녀가 화장실에서 나왔을 때 다시 몸통 7타점을 두드리는 단축 과정을 적용하였다. 몇 번째 단축 과정을 반복했을 때 그녀는 드디어 급하게 화장실로 가더니 시원하게 배설을 하였다. 그리고 잠시 후에 화장실에서 나온 그녀는 이제 통증도 거의 없어지고 뱃속도 많이 편안해졌다고 하면서 편안해했다. 그리고 이제는 잠을 잘 수 있을 것 같다고 하면서 기뻐하였다.

함께 EFT 치료 장면을 보고 있던 나의 아내와 사례자의 남편은 신기해하면서 도대체 어떻게 된 것인지를 물었다. EFT의 원리와 방법을 설명해 주었고 간단하게 실습도 시켜 보았다.

밤이 늦은 시간이라 더 긴 시간을 함께 하지 못하고 부부는 돌아갔다. 생각해 보니 그동안 설기문 교수님으로부터 EFT를 배우고 혼자서 사용해 오면서 이것이 효과가 있다고 여겼지만 정작 가족을 비롯하여 다른 사람들에게는 EFT를 써먹을 엄두를 내지 못했었다. 왜냐하면 솔직히 아직은 자신이 없었기 때문이다. 하지만 그날 밤에 웬일인지 용기가 생겨서 아내에게 한마디 한 것이 계기가 되어 이웃에게 큰 도움을 준 것 같아 행복했다.

아직 나는 EFT에 대해서 초보적인 수준에 머물러 있지만 응급상황에서도 EFT가 놀라운 효과를 발휘한다는 사실을 확실히 체험하였다. 사실 지나고 보니 그날 굳이 가슴 문지르기를 하지 않더라도 응급 시에는 기본 두드리기 또는 단축 과정만으로도 효과가 있을 것 같다는 느낌을 받았다. 그리고 EFT를 응급시에 잘 활용하면 아주 훌륭한 응급 처치법이 될 수 있다고도 생각했다.

앞으로 좀 더 열심히 연습하고 또 더 배워서 전문적으로 활용할 수 있다면 큰 보람이 될 것 같다.

11. 허리 통증 치료

30대 한의사인 상담자는 치킨 집에서 일을 하는 33세의 여성을 EFT로 치료한 사례를 다음과 같이 보고하였다.

사례자는 치킨 집에서 일을 하는데, 평소에 무리하게 일하다 어느 날 허리를 삐끗하였다. 그래서 허리 통증 때문에 많이 고통스러워했다. 한의원에 온 그녀에게 나는 몇 차례 침구 치료를 실시하였으나 그녀는 통증이 완전히 가시지 않는다고 말하였다. 그 순간 나는 EFT를 실시해 보아야겠다는 생각을 하였다.

그래서 간단하게 EFT에 대해서 설명해 주었다. 이것은 침 대신에 손가락으로 특정 부위를 톡톡 두드리는 것이며 침보다 아프지 않을 것이기에 훨씬 편하게 치료를 받을 수 있을 것이라고 말했다. 이에 환자는 그것이 무엇인지 모르겠지만 치료가 된다면 뭐가 문제이겠냐고 하였다.

나는 환자에게 먼저 현재의 상태를 좀 더 확인하기 위하여 허리를 굽혀 보라고 했다. 그녀는 통증이 심해 허리 굽힘이 부자연스러웠다. 그래도 물론 처음보다는 많이 좋아진 것은 확실했고 그녀 또한 그 점은 인정하였다. 하지만 마지막 남은 통증이 침으로는 빨리 해결되지 않아 불편함은 여전하였다.

나는 그녀에게 '허리 통증' 을 따라하게 하면서 눈썹 자리부터 두드리기 시작하였다. 그리고 계속하여 눈가, 눈밑, 코밑, 턱, 쇄골, 겨드랑이 타점을 쳐 내려갔다. 그렇게 단축 과정 1회기를 마쳤을 때 그녀에게 다시 허리 굽히기를 유도했는데 그녀는 반신반의하는 표정으로 다시 허리를 굽혀 보았다. 그녀는 굽힌 허리를 폈다가 다시 굽히기를 반복하더니 밝은 표정으로 신기하다고 하였다. 허리가 훨씬 편해졌다고 하였다.

그래서 나는 '여전한 허리 통증'을 단축어로, 2회기째 단축 치료 과정을 시작하였다. 단축 치료 과정이 끝난 후에 다시 한 번 허리 통증의 정도를 확인했을 때 그녀는 신기하다고 하면서 이제는 아주 많이 편해졌다고 하였다. 그렇지만 여전히 조금의 불편함이 있으니 한 번 더 하면 완전히 좋아질 것 같다고 하였다. 그래서 나는 '약간 남은 통증'을 단축어로 말하게 하면서 마지막 단축 치료 과정을 반복하였다. 그리고 다시 허리 굽히기를 하게 하면서 불편 정도를 확인했을 때 그녀는 이제 완전히 나은 것 같다고 하면서 기뻐했다.

그래서 나는 그녀에게 조금씩 걸어 보면서 허리의 상태를 느껴 보고 또 침대에 누웠다가 일어나는 식으로도 허리의 상태를 체크해 보라고 했고 그녀는 내가 시키는 대로 따라 하였다. 그러고는 이젠 어떻게 해도 허리 통증이 느껴지지 않고 편안하다고 하면서 좋아하였다. 이제 그녀에게서 허리 통증은 더 이상 없기 때문에 그녀에게 침을 놓을 필요가 없어졌다.

하지만 나는 한의사로서 그 상태로 그녀의 치료를 종결짓는 것이 왠지 마음이 놓이지 않았다. 그래서 그녀에게 재발을 방지하기 위해서라도 침을 맞자고 하여 나는 최소한의 침술로 치료를 끝냈다.

내가 공부한 한의학의 차원에서 봤을 때 EFT라는 것은 그 원리와 방법이 이해가 되지 않을 뿐 아니라, 기존 한의학의 방법과는 너무 달라서 혼란스럽기도 한 것이 사실이다. 그래도 손가락 두드리는 간단한 행위를 통해 환자에게 어떻게든 도움이 될 수 있다면 앞으로 열심히 공부하여 환자들에게 더 많은 도움을 줄 수 있도록 해야겠다는 생각을 해 보았다.

12. 오십견 치료

40대 한의원 원장인 상담자는 EFT에 의한 환자 치료 사례를 다음과 같이 보고하였다.

사례자는 1년 전에 우리 한의원에 내원하여 오십견 치료를 받은 적이 있는 환자다. 그런데 그녀는 오십견이 4년이 지나도록 여전히 남아 있다고 하면서 며칠 전에 다시 내원하였다. 1년 전에 본 환자여서 기억이 희미하였지만 그녀의 상태 설명을 듣고 나는 "어쩌면 오십견이 이렇게 오래 가는 것은 아마 근육의 문제보다 감정의 문제가 있을 수도 있기 때문일 것입니다."라고 말하면서 EFT에 대해서 설명하였다. 그리고 오히려 침보다는 EFT가 도움이 될 것 같으니 EFT로 치료를 받아 보라고 권하였다.

다행히 그녀는 내 권유를 받아들였고 나는 그녀에게 가슴의 압통점에 대해서 설명을 하고 그 부위를 찾아보도록 하였다. 그리고 그 부위를 마사지하게 하면서 "나는 비록 오십견의 고통을 겪고 있지만 나를 완전히 받아들이고 사랑합니다."를 3회 반복하여 소리내어 말하게 하였다.

그녀는 내가 시키는 대로 잘 따라 하였다. 그래서 이번에는 기본 두드리기 단계를 실시하였다. 눈썹부터 시작하여 몸통 7타점과 손 5타점을 두드리게 하면서 '오십견'이라는 단축어를 말하게 하였다. 내가 평균 7회의 두드리기를 각 타점마다 적용하는 동안에 그녀는 '오십견'을 반복하였다. 그리고 나는 그녀에게 다시 손등 두드리기를 적용하였다. 그동안 그녀는 눈감기, 눈뜨기, 오른쪽 아래보기, 왼쪽 아래보기, 눈동자 시계 방향 돌리기, 반대 방향 돌리기, 콧노래 부르기, 숫자 세기, 콧노래 부르기를 하였고 나는 그녀의 손등을 두드렸다.

손등 두드리기 단계가 끝난 후에 다시 기본 두드리기 단계를 적용하였다. 이렇게 하여 기본 치료 과정을 마쳤을 때 그녀의 오십견 고통 지수는 6에서 3으로 떨어졌다. 나는 다시 보충 치료 과정을 밟았다. 그녀에게 스스로 가슴의 압통점을 마사지하게 하면서 "나는 비록 여전히 오십견의 통증이 남아 있지만 나 자신을 깊이 그리고 완전히 사랑하고 받아들입니다."를 3회 반복하게 하였다.

그리고 그녀에게 '여전한 오십견'의 단축어를 말하게 하면서 계속하여 기본 두드리기를 실시하였고 그 후에 손등 두드리기와 기본 두드리기 단계를 실시하였다. 그렇게 했을 때 그녀의 통증은 3에서 1까지 떨어졌다. 나는 마지막으로 간단하게 눈동자 위로 굴리기를 실시함으로 그녀의 오십견 치료를 끝낼 수 있었다.

나는 최근에 EFT를 배웠는데, 이 EFT의 효과를 여러 번 봐 왔다. 나 자신이나 가족에게 여러 번 실시하여 효과를 보았는데, 최근에 처음으로 한의원 환자에게 적용하여 효과를 본 것이다.

특히 환자에게 효과를 본 것에 대해서는 특별한 감회를 느꼈다. 그것은 어쩌면, 한의사로서 내가 환자를 치료하는 것이 당연한 일임에도 지금까지 한의과대학에서 배우지 않았으며 전통적인 한의학적 방법이 아닌 것으로 치료를 했기 때문일 것이다. 그러나 나는 어떤 방법이든 환자에게 도움이 될 수 있는 방법이면 배울 수 있고 활용할 수 있다고 생각하기에 열린 마음으로 EFT를 적용한 것인데 비교적 적은 노력을 통해서도 EFT의 효과를 볼 수 있었던 것 같아 기분이 좋았다.

13. EFT로 자신감 키우기

상담자는 고등학교에서 외국어를 가르치고 있는 교사로서 2학년

학급 담임을 맡고 있으며 평소에 학생 상담을 많이 하는 편이다. 그는 고등학교 2학년생을 대상으로 EFT를 실시하고 효과를 본 체험담을 다음과 같이 보고하였다.

나는 상담에 대해서 별도로 공부한 적은 없다. 하지만 교사 생활을 하다 보니 학생들을 상담할 수밖에 없다. 물론 주로 학생들의 공부 문제나 장래 진로에 대해서 상담을 하는 편이지만 그 과정에서 공부에 대해서나 미래에 대해서 자신감이 없는 학생을 많이 만난다. 그럴 때마다 충고를 해 주고 설득해 보지만 별로 효과가 없는 것 같아 답답할 때가 많다. 그래서 늘 이런 학생들에게 어떻게 하면 자신감을 길러 줄 수 있을지에 대해서 고민을 해왔다.

그러던 차에 나는 설기문 교수님이 지도하는 EFT 세미나에 참석하게 되었다. 6시간 동안 진행되는 워크숍에서 많은 것을 배울 수 있었다. 한의사들이 많이 참석해서인지 몰라도 워크숍에서는 주로 건강과 치료에 대한 이야기가 많았다. 시범으로 공개 치료를 받는 사람들의 크고 작은 질병이 치료되는 것은 아주 놀라웠다. 어떤 사람은 오래된 비염이 낫기도 하였고 또 어떤 사람은 다리 통증에서 벗어나기도 하였다.

그런데 세니마에서 설기문 교수님은 EFT가 단지 건강 문제에만 해당하는 것이 아니라 자신감 증진, 능력 개발, 습관 변화와 같은 자기 계발이나 학생 지도에도 도움이 되는 것이라고 하셨다. 사실은 나는 건강과 치료에 대해서도 물론 관심이 있고 흥미도 있었지만 내심 교사로서 학생들에게 실질적으로 도움을 줄 수 있는 방법에 더욱 큰 초점을 두고 워크숍에 참여한 것이었다.

그러던 차에 교수님의 그런 말씀을 듣고 무척이나 반가웠다. 설 교수님은 실제로 열등감 때문에 힘들어하는 어떤 참여자를 대상으로 자신감을 갖게 하는 시범을 보여 주셨다. 그 모습을 보면서 나는 "아, 드디어 나도 학생들에게 실질적인 도움을 줄 수 있겠구나.” 하는 생각에 굉장히 큰 희망을 얻었다. 정말로 그것은 나에게는 절실한 희망이었다. 그리고 그 희망은 드디어 현실이 되었다.

우리 반에 민성이라는 녀석은 공부를 참 잘하고 여러 면에서 능력도 있는 학생이다. 그런데 자신감이 부족하여 항상 제 몫을 다 못하는 것 같아서 안타까웠다. 그래서 그 녀석부터 좀 어떻게 해 봐야겠다는 생각으로 어느 날 작정하고 민성이를 불렀다. 그리고 다음과 같은 대화가 이어졌다.

상담자 : 내가 보기엔 너에겐 자신감이 정말 필요한데, 그것이 없어서 참 아쉬워. 넌 어떻게 생각해?

학 생 : 네. 저도 그런 것 같아요. 어릴 때부터 그랬던 것 같아요.

상담자 : 이유가 뭘까?

학 생 : 모르겠어요. 어릴 때부터 아빠에게 야단을 많이 맞은 기억이 나요. 우리 아빠는 조금만 잘못해도 야단을 쳐요. 그래서 저는 아빠가 싫어요.

상담자 : 아, 그랬구나. 아빠가 엄하신 분인 것 같구나.

학 생 : 네. 우리 아빠는 정말 무서워요. 그래서 아빠 앞에만 가면 긴장되고 그래요.

상담자 : 아빠가 너에 대해서 욕심이 많으셨나 봐. 네가 미워서 그러신 것은 아닐 거야. 좀 더 잘 했으면 하는 마음이 크다 보니…….

학 생 : 저도 때로는 그렇게 생각을 하긴 하지만, 그래도 싫어요.

상담자 : 그렇구나. 그렇다면 선생님이 네가 자신감을 가질 수 있도록 좀 도와주고 싶은데, 선생님과 함께 시간을 좀 낼 수 있겠어?

학 생 : 네. 그렇게 할게요. 그런데 어떻게 하는데요? 어떻게 하면 자신감이 생기나요?

상담자 : 선생님이 얼마 전에 어떤 교수님에게 EFT라는 것을 배웠어. 그게 뭐냐면 자신감이 없는 사람에게 자신감도 올려 주고 불안하거나

무서워하는 마음이 있는 사람에게 무서움도 없애 주고 또 공부를 잘하고 싶은 학생에게 공부도 잘 하게 해 주는 그런 신기한 치료법이야.

학　생 : 네? 그런 게 있어요? 정말 그렇게 돼요?

상담자 : 물론이지.

　나는 민성이에게 EFT의 원리와 방법에 대해서 간단히 설명해 주었다. 다행히 민성이는 나의 말을 잘 알아듣고 이해해 주었다. 그래서 일단은 민성이가 자신감 없다는 사실에 초점을 두고 작업을 하기로 하였다. 앞의 대화에서 볼 수 있었듯이 민성이에겐 아빠를 두려워하고 또 싫어하는 마음이 있었다. 그래서 자신감 문제가 해결되면 아빠와 관련된 문제도 함께 처리하기로 하였다.

　나는 먼저 민성이의 자신감 문제를 해결하기 위하여 자신감 없는 상태가 어느 정도인지를 확인해 보았다.

상담자 : 너는 정말로 스스로 자신감이 없거나 부족하다고 생각해?

학　생 : 네. 자신감이 없어요.

상담자 : 공부를 잘 하는데도?

학　생 : 누구나 저만큼은 하잖아요.

상담자 : 그렇게 생각해? 그건 아니지. 네 생각에는 우리 반에서 너보다 공부를 잘 하는 아이가 많아, 아니면 못하는 아이가 더 많아?

학　생 : 당연히 못하는 아이들이 더 많죠.

상담자 : 그래? 그럼 너보다 공부를 더 잘 하는 아이는 몇 명이 된다고 생각하지?

학　생 : 음, 두 명 정도요.

상담자 : 그렇지? 그럼, 너보다 공부를 못하는 아이들의 숫자가 잘 하는 아이들 숫자보다 압도적으로 많지 않아? 그러니까 넌 우리 반에서

최고 수준으로 공부를 잘 하는데, 어째서 넌 누구나 너만큼은 공부를 한다고 말했어? 그 말은 사실이 아니지.

학　생 : 그것은 다른 아이들이 공부를 너무 안해서 그렇지, 누구나 하면 저만큼은 할 수 있으니까 하는 말이고, 그리고 저는 스스로 공부를 잘 한다고 생각하지 않아요. 저보다 더 잘 하는 아이들도 많은데.

상담자 : 바로 그 점이 문제인 것 같구나. 너는 특히 공부와 관련하여 너의 객관적인 위치나 입장에 대해서 아주 인색한 것 같구나. 바로 그것이 자신감 결여와 연결된 것 같아. 어떻게 생각해?

학　생 : 그런 것 같아요. 어릴 때부터 항상 아빠는 나보다 잘 하는 아이들과 비교를 하면서 야단을 치셨으니까요. 그래서 저는 1등을 하지 않으면 늘 야단맞아 왔어요. 그래서 사실 지금도 불안해요. 형은 늘 1등을 하니까 아빠가 좋아하셨고 저는 늘 형과 비교가 되었어요. 그런 아빠가 싫어요. 저도 열심히 한다고 하는데 어떤 때는 하기 싫어요. 반발심인가 봐요. 그래서 지금 성적 정도밖에 유지하지 못하는 것 같아요.

상담자 : 그렇구나. 아빠가 아마도 정말로 너에 대해서 욕심이 많으신가 보다. 그것은 이해할 수 있지?

학　생 : 물론 그것은 이해할 수 있죠. 하지만 저는 형과는 다르잖아요. 저도 물론 좀 더 잘 하면 좋겠지만, 그래도 저는 형이 못하는 노래도 잘 하고 아이들에게 인기도 있고 운동도 잘 하거든요. 아빠는 그런 것에 대해서는 전혀 인정을 안 하고 오로지 학교 성적 1등만 바라시니 그것이 답답하지요. 저는 아빠처럼 살지 않을 거예요.

상담자 : 그래, 잘 알겠구나. 하지만 선생님이 보기에 너에게는 지금보다 능력이 더 있는 것 같거든. 다만 지금처럼 자신감이 없다 보니 노력을 좀 더 할 수 있는데 하지 않거나, 또 노력을 한다고 하더라도 제대로 실력 발휘가 되지 않는 것 같아. 그러니까 열등감만 좀 극복한다면 넌 더 잘할 수 있을 것 같구나.

학 생 : 네.

　　나는 민성이가 어느 정도로 자신감이 없다고 생각하는지에 대해서 다음
과 같이 물어 보았다.

상담자 : 네가 자신감이 없는 상태가 어느 정도인 것 같니? 예를 들어, 완전
　　　　 히 자신감이 없는 상태라면 100%, 어떨 때는 자신감이 있는 것 같
　　　　 기도 하고 어떨 때는 없다고 생각되면 50%라고 할 수도 있을지 몰
　　　　 라. 그리고 자신감이 없는 것은 맞는데 완전히 없지는 않다고 생각
　　　　 하면 80% 또는 90%라고 할 수도 있을 거야. 넌 어느 정도 수준이
　　　　 라고 생각해?
학 생 : 80% 정도 되는 것 같아요. 완전히 없는 것은 아니니까요.
상담자 : 그래. 그렇다면 '나는 자신감이 있는 사람이다' 라고 내가 들을 수
　　　　 있는 소리로 한번 말해 봐.
학 생 : 네. 나는 자신감이 있는 사람이다.
상담자 : 그래, 잘했어. 그렇게 말하니까 어떤 기분이 들어?
학 생 : 좀 어색하네요. 제 자신이 그렇지 않은데 그렇게 말하니까. 물론
　　　　 선생님이 하라고 하셔서 하긴 했지만요.
상담자 : 그래. 그 말이 맞아. 일부러 그런 점을 알아보려고 그렇게 시켜 본
　　　　 거야. 그렇다면 넌 아까 그 말을 했을 때 그 말에 대해서 어느 정도
　　　　 '그 말이 맞다' 싶은 확신이 들었어? 퍼센트로 말해 봐.
학 생 : 별로 확신이 들지 않던데요. 저는 자신감 없는 사람이니까요.
상담자 : 그렇다면 확신 부분에서 0%였어? 아니면 10% 정도라도 됐어?
학 생 : 20%쯤 되는 것 같네요.
상담자 : 그렇구나. 그렇다면 처음에 스스로 자신감이 없는 상태에 대해서
　　　　 이야기를 했을 때 80%라고 한 말과 일치하는구나, 그렇지?
학 생 : 그렇네요.

상담자 : 그래. 그렇다면 너의 자신감 없는 상태를 10점 만점 기준으로 8이
　　　　라고 할 수 있을 것 같구나. 그렇지?

학　생 : 네.

상담자 : 좋아. 그렇다면 오늘 우리는 그 8을 최소한 1 이하로 떨어뜨리는
　　　　거야. 그런데 만약 너의 자신감 없는 상태가 1이나 0이 된다면 어
　　　　떨 것 같으니?

학　생 : 그럼, 너무 좋죠. 만약 그렇게만 된다면 다음 시험에서는 당장 1등
　　　　을 할 수 있을 것 같아요. 그런데 정말 그렇게 될까요?

상담자 : 물론이지. 그래서 EFT라는 것을 해 보자는 거야.

　나는 본격적으로 EFT 기법을 적용하기로 하였다. 우선 민성이에게 기본
치료 과정을 실시하기로 하고 가슴의 압통점을 찾게 하였다. 그리고 그것을
문지르면서 다음과 같은 긍정적 암시문을 소리 내어 말하게 하였다.

　"나는 비록 자신감이 없지만, 나 자신을 깊이 그리고 완전히 사랑하고 받
아들입니다."

　민성이는 내가 시키는 대로 잘 따라하였다. 그래서 나는 민성이의 눈썹
타점부터 시작하여 눈가, 눈밑, 코밑, 턱, 쇄골, 옆구리 순서로 몸통 7타점
을 쳐 나갔다. 물론 그때는 '자신감 결여' 라는 단축어를 말하게 하였다.
　다음에는 계속하여 엄지손가락을 시작으로 검지, 중지, 새끼손가락, 손
날 타점을 계속 쳐나갔다. 물론 이때도 단축어를 말하게 하였다. 그런 다음
에는 손등 두드리기 단계를 실시하였다. 그의 손등을 두드리는 가운데, 눈
뜨기, 눈감기, 오른쪽 아래 바라보기, 왼쪽 아래 바라보기, 시계 방향으로
눈동자 돌리기, 반대 방향으로 돌리기, 콧노래 부르기, 숫자 세기 등을 실시
하였다. 손등 두드리기가 끝난 후에 다시 기본 두드리기를 실시하였다. 이
렇게 1회기의 기본 치료 과정이 끝난 후에 민성에게 자신감 결여에 대해서

다시 물어보았을 때 그는 5 정도 되었다고 하였다. 표정도 훨씬 밝아진 것처럼 보였다.

이제 5 정도의 지수를 더 끌어내리기 위하여 보충 치료 과정을 적용하였고 그 결과 수치는 3이 되었다. 효과가 좋은 것으로 생각되어 한 번 더 보충 치료 과정을 적용했는데, 결과는 0이 되었다.

상담자 : 지금 기분이 어때?

학 생 : 좋아요. 신기하네요. 마음이 참 편안해졌어요.

상담자 : 그래? 다행이다. 그럼 이번에는 이렇게 말해 볼래? "나는 자신감이 있다."라고 말이야.

학 생 : 나는 자신감이 있다.

상담자 : 정말로 그렇게 생각해?

학 생 : 네.

상담자 : 처음에는 그렇지 않다고 말했잖아. 그런데 언제부터 자신감이 생긴 것 같아?

학 생 : 네. 이상하네요. 분명히 처음에는 자신감이 없었고 자신감을 가지려고 해도 도저히 되지 않았는데, 정말로 지금은 자신감이 있어요. 웬일인지는 잘 모르겠지만 조금 전부터 마음이 완전히 편해지면서 자신감이 생긴 것 같아요. 이제 자신감 없다는 말 자체가 막연하게 들릴 뿐 아니라 그것은 더 이상 제 문제가 아닌 것 같아요.

상담자 : 그렇구나. 이제 정말 좋아졌구나.

이렇게 자신감 결여 문제는 완전히 해결되었다. 하지만 아버지를 싫어하는 마음이 남아 있었기에 그 부분을 처리하고자 하였으나 갑자기 급한 일이 생겨서 그 문제는 다음 기회에 처리하기로 하고 헤어졌다.

이상에서 볼 수 있었듯이 EFT는 일반적인 통증이나 증상을 치료하는 것 외에 부정적인 심리 같은 것을 해결하는 데도 아주 효과적임을 알 수 있었다. 이번에 민성이에게 적용하여 효과를 본 EFT를 통하여 나 또한 교사로서 더 큰 자신감을 가질 수 있었다. 그래서 앞으로는 더 많은 학생을 더 잘 상담하고 그들에게 도움을 줄 수 있을 것 같았다.

14. 설사 문제를 해결한 EFT

50대 주부인 L씨는 자신의 EFT 체험담을 다음과 같이 보고하였다.

아침 출근길에 자동차 안에서 보내는 시간은 보통 한 시간이 넘는다. 때로는 컨디션이 좋질 않아서 중간쯤 오다 보면 화장실 생각이 날 때가 많아진다. 경험을 해 본 사람들은 잘 알겠지만 그 고통은 이루 말할 수 없을 정도로 크고 진땀이 다 날 정도이다.

며칠 전에도 배가 살살 아파오기 시작했다. 운전은 남편이 하기에 나는 길을 가다 급하게 주유소를 찾는 경우가 많은데 그때마다 왠지 남편에게 민망하고 또 모르는 지역의 주유소를 들어가기도 쉽지 않아 고민이 될 때가 많다. 그날도 진땀을 흘리며 신음을 하다 문득 EFT가 생각이 났다. '그래, 일단 한 번 해 보자.'

그래서 눈썹자리부터 두드리며 몇 차례 7타점 돌기를 하자 배가 살며시 가라앉으면서 편안해지는 것이었다. 기분이 너무 좋아 살 것 같았다. 그때부터 출근길에 배가 아파오면 나는 EFT를 시도했다. 그런 과정을 거치면서 나는 무사히 사무실에 출근을 했고 아주 여유 있게 화장실을 다녀왔다. 속으로 정말 감사했다, EFT에게.

15. 답답한 가슴 문제를 풀어 준 EFT

다음의 글은 EFT 세미나에 참석했던 40대 주부의 체험담이다.

나는 최근에 설기문 교수님의 EFT 세미나에 참석하여 EFT를 배운 후에 많은 도움을 받았기에 EFT가 얼마나 소중한 것인지를 자주 실감하면서 살아가고 있다. 최근에 가족에게 EFT를 적용하여 성공한 사례가 있기에 너무 기뻐서 소개하고자 한다.

며칠 전에 신랑이 잇몸이 부어서 너무 아프다고 했다. 그래서 나는 내가 배운 것을 실험해 볼 겸 처음으로 EFT를 실시해 보고자 하였다. 그래서 남편의 고통 지수를 확인했더니 10이라고 하였다. 너무 심한 상태였다. 하지만 EFT를 하면 좋아질 것이라고 남편을 설득하여 기본 치료 과정을 밟았지만 고통 지수는 여전히 10이었다. 오히려 남편은 더 아프다고 야단을 치는 바람에 결국 불신하는 남편에 대한 EFT 치료 작업은 포기할 수밖에 없었다.

그런데, 바로 어제 가까이에 사는 여동생이 회식 자리에서 음식을 너무 많이 먹어서 속이 답답하다고 하면서 전화를 해 왔다. 나는 동생을 EFT로 치료해 봐야겠다고 마음먹고 우리 집으로 오라고 하였다. 그리고 내가 시키는 대로 하라고 했더니 아무것도 모르는 동생은 괜히 나를 무서워하는 것 같았다. 그래서 간단하게 EFT에 대해서 설명을 하고 이번에는 남편과 같은 실수를 반복하지 않기 위해서 신중하게 동생의 고통 지수를 체크했더니 3 정도로 나왔다.

나는 처음엔 동생의 가슴 압통점을 문지르면서 "나는 비록 명치끝이 답답하지만 나는 나 자신을 깊이 그리고 완전히 받아들입니다."라는 긍정적 암시문을 3회 반복하여 말하게 하였다. 그런 다음 기본 두드리기를 하면서 단축어는 '답답한 명치끝'이라고 하게 하였다. 그 후에 손등 두드리기와 기본 두드리기 과정을 시행했고 다시 고통 지수를 확인했더니 여전히 3이라고 하였다.

사실 자매간에 그것도 처음으로 해 보는 EFT 치료 과정이었기에 동생의 가슴 압통점, 쇄골 타점 등을 문지르고 두드리는 동안에 소동이 났었다. 간지럽고 이상하다는 것이었다. 특히 겨드랑이 타점을 칠 때는 더욱 그러했다. 그래서 치료 과정은 코믹한 상황에서 진행되었다.

하여간 동생의 고통 지수가 여전히 3이었기 때문에 나는 보충 치료를 하기로 하였다. 그때 사용한 긍정적 암시문은 "나는 비록 여전히 명치끝이 답답하지만……."으로 하였고 이를 3회 반복하게 하였다. 그리고 이번에는 단축 치료 과정을 적용하면서 단축어는 '여전히 답답한 명치끝'이라고 하였다. 그랬더니 다행스럽게도 고통 지수는 0이 되었고 이젠 괜찮다고 하였다. 그리고 2~3분이 지난 후에 동생은 "꺼억~" 하고 트림을 하면서 너무 시원해하였다. 정말 신기했다. 지금까지 내가 스스로에게 이곳저곳을 두드리고 효과를 본 경우는 여러 번 있었지만 타인을 대상으로 효과를 본 것은 처음이었다. 많은 사람에게 EFT를 권하고 싶다.

요즘 내가 스스로에게 적용하는 단축어는 '집중', '숙면', '피로', '지방 덩어리', '머리 무거움' 등이다. EFT를 통해서 나의 건강과 행복을 지킬 수 있다고 생각하니 얼마나 기쁜지 모르겠다. 가르쳐 주신 설 교수님께 감사드린다.

16. 버스에서 나를 살린 EFT

　다음은 두피 관리사로 일하는 30대 직장 여성이 EFT 체험담을 보고한 내용이다.

　매주 일요일 오전 11시부터 나는 설기문 교수님의 NLP 강의를 수강하고 있다. 그날도 강의를 듣기 위해 집을 나서서 급하게 버스를 탔다. 그날, 그렇게 서둘러 버스를 타야 했던 이유는 아침에 처리해야 할 일을 하느라 시간을 많이 소모했기 때문이다. 그런 상황에서 나는 NLP 강의에 지각하지 않으려고 급하게 집을 나서서 버스를 탔던 것이다.

　버스를 탄 지 10분 정도 지났을까? 갑자기 속이 메스껍고 답답하여 크게 숨을 몰아쉬었는데 갑자기 온몸이 차가워지고 식은땀이 나면서 금방이라도 버스에 구토를 하며 쏟아낼 것 같은 지경에 이르렀다. 급한 마음에 가방을 뒤져 보니 다행히 고마운 검은색의 비닐봉지가 손에 잡혔다.

　머리 속은 '지금 내릴까', '참는 데까지 참아 볼까', '버스에서 실례를……', '집으로 그냥 갈까!' 하는 별의별 생각이 다 났다. 가방 안의 손은 계속 비닐봉지를 만지작거리면서 어떻게 하는 것이 좋을지 최선의 방법을 계속 찾고 있었다.

　그때 문득 얼마 전 어느 분이 들려준 EFT 성공 사례가 생각나서 EFT에 대해서 깊이 있게 알지는 모르지만 그래도 생각나는 대로 적용해 보기로 하였다. 버스 속의 많은 승객이 나를 볼 것이겠지만 너무 급한 상황이니까 그것에 아랑곳하지 않고 시행해 보기로 하였다.

　"나는 지금 체해서 가슴이 답답하지만 그래도 나를 있는 그대로 사랑합니다."라고 한번 말하고 눈썹 자리부터 톡톡 쳐 보았는데, 신기하게도 한 순간에 답답함이 사라졌다. 너무 순간적인 일이어서 믿기가 어렵긴 했지만 그래도 신기한 마음에 다시 한 번 반복했다. 그 결과는 정말 분명하였다. 체증으로 인한 모든 증상이 사라졌다.

나는 남들보다 유난히 신경이 예민해서 잘 체하는 편이라, 그때마다 손가락을 목에 넣어 억지로라도 구토하곤 했는데 그날의 EFT 경험은 정말 신기했다.

덕분에 NLP 수업도 스폰지처럼 잘 흡수되었고 아무 불편 없이 수업에 몰입할 수 있었다. 배움과 실천의 중요함을 몸으로 깨닫는 뜻밖의 선물과 같은 경험이었다.

17. 아빠에 대한 미움을 EFT로 풀다

학생들의 과외를 지도하는 학원의 원장인 상담자는 자신의 학원에서 학원생의 문제를 EFT로 해결하고 도움을 준 체험담을 다음과 같이 보고하였다.

나는 학원 운영에 도움이 된다고 생각하여 언제부턴가 EFT를 공부하면서 학생들에게 조금씩 사용하고 있다. 오늘의 사례는 초등학교 2학년 여학생을 대상으로 한 것이다.

어느 날 나는 아빠 때문에 힘들어하는 이 학생을 상담하게 되었다. 이 학생은 아빠 때문에 짜증이 10만큼 난다고 하였다. 그래서 이유가 무엇인지를 물어보았더니 학생은 "아빠는 나에게 제대로 해 주는 것은 아무것도 없는데 매일 컴퓨터를 못하게 하니 짜증이 나요."라고 대답했다. 그리고 아빠는 소리 지르고 잔소리만 한다고 했다. 그래서 이 문제에 도움이 될 수 있을 것 같아서 학생에게 EFT를 시작했다.

일단 나는 학생에게 다음과 같이 큰 소리로 말하게 하면서 EFT를 실시하였다.

"나는 아빠 때문에 짜증이 나지만 이런 나 자신을 사랑합니다."
"나는 아빠 때문에 짜증이 나지만, 나는 사랑받는 ○○ 이에요."

그리고 중간 중간에 "아빠가 해 주는 것도 없고, 아빠가 컴퓨터도 못하게 하고, 아빠가 잔소리만 하고"와 같은 말들을 계속 말하게 했다. 그리고 "아이 짜증나!", "아빠 미워!", "스트레스 쌓여!"와 같은 말들도 하게 하였다. 이후에 학생이 소리 내어 말했던 내용 중에는 다음과 같은 것도 있었다. "아빠는 나를 안아 주지도 않고", "아빠는 나를 칭찬해 주지도 않고", "아빠는 매일 일찍 자라고만 하고", "나는 칭찬받을 일도 많이 하는데", "나는 공부도 잘하는데", "나는 이쁜데……."

위와 같이 계속 말하게 하는 가운데 EFT 두드리기가 진행되었다. 그 과정에서 다음과 같은 대화가 이루어졌다.

"정말 아빠가 아무것도 해 주는 것이 없을까?"

(단호하게) "네~"

"아빠가 돈을 버시지 않니?"

"아빠가 돈을 벌어서 나에게 주지 않아요! 엄마에게 가져다 줘요!"

"그럼 엄마는 그 돈을 어디기 쓸까?"

"우리 학원 다니는 데 써요."

"그럼 그 돈은 누가 벌어 줬지?"

"아빠가요."

"그럼 아빠가 정말 너에게 해 주는 게 없니? 아빠가 돈을 벌어 오시는 건데?"

"어? 그러네요?" (피식 웃음)

이후에 학생의 아빠에 대한 부정적 정서는 0으로 완전히 떨어졌다. 마침 이 학생에게는 또 다른 스트레스 즉 '학교 선생님이 가끔씩 무섭다'고 한 부정적 정서가 있었기에 그것에 대해서도 EFT 작업을 계속하였다. 그 치료 작업의 효과도 좋아서 고통 지수는 0으로 떨어졌다.

모든 치료 과정을 마치고 학생이 학원을 마치고 돌아갈 때 "오늘은 기분이 정말 정말 좋아요, 선생님! 날아갈 것 같아요."라고 말했다. 그 말에 나는 학생을 꼭 안아 주면서 다음과 같이 말해 주었다. "내가 너의 스트레스를 다 몰라 줘서 정말 미안해. 하지만 앞으로 네가 스트레스받지 않게 많이 도와줄게. 그러니까 스트레스가 조금이라도 있다면 언제든지 이야기해 줘."

이 학생은 그날 밤 전보다 편한 잠을 자고 좋은 꿈을 꾸었을 것이라고 생각한다. 괜히 나도 덩달아 하루종일 기분이 좋았다.

18. 심장 쿵쾅거림을 해결한 EFT

고등학교에서 보건교사로 근무하는 상담자는 학생의 고통을 EFT로 해결하고 도와준 경험담을 아래와 같이 보고하였다.

나는 원래 간호학과 출신으로 현재는 지방 고등학교에서 보건교사로 일하고 있다. 나는 하루에 평균 약 50명의 학생과 만나서 건강 문제를 상담하고 필요한 도움을 주고 있다. 나는 병원에서 간호사로 일을 하다가 보건교사로 전직을 하였기에 늘 환자를 대하는 병원보다는 학교에서 일하는 것이 훨씬 쉽게 느껴졌다. 왜냐하면 병원에서는 상태가 심하거나 힘든 환자가 많지만 학교에는 그런 환자는 없기 때문이다. 이런 점에서 나는 학교에서 일하기를 잘했다고 생각하면서 평소에 감사한 마음을 갖고 있었다.

　그렇지만 만성 변비로 약을 찾거나 상담을 요청하는 학생들, 급작스런 복통으로 힘들어하는 학생들, 약으로 호전되지 않는 심인성 증상으로 고통을 겪는 학생들, 시험 때마다 불안 증상에 시달리는 학생들이 나를 찾아오고 도움을 요청할 때 응급 조치를 취하고 도움을 주긴 하지만 어떨 때는 속수무책일 경우도 많다. 그럴 때마다 나는 안타까워하지만 어쩔 수가 없어 마음만 졸이게 된다.

　하지만 그런 일은 이젠 과거 일이 되었다. 왜냐하면 최근에 나는 EFT를 통하여, 막다른 골목에서 출구를 찾은 자의 기쁨, 자신감과 여유를 누리며 살고 있기 때문이다. EFT를 배우고 나는 자가 치료뿐 아니라 학생들을 치료하는 데도 적용한다. 처음에는 너무 쉬워서 믿기가 어려웠는데, 자꾸 해 보니 '진짜 된다.'는 체험을 할 수 있어서 그 경험을 소개해 보고자 한다.

　내가 재직하는 고등학교의 3학년 학생인 그 아이는 어느 날 가슴이 하루 종일 쿵쾅거릴 수 있는지를 질문해 왔다. 학생이 가리키는 쪽을 만져 보니 빈맥이 가슴 부위에서 만져지고 심장 뛰는 소리가 들리는 것 같았다. 학생은 심장이 하루 종일 뛰어서 공부에 집중이 안 되고 얼굴까지 순간순간 달아올라서 힘들다고 했다.

　"선생님, 치료될 수 있어요?"

　"그래, 어떨지 모르겠지만 네가 원하면 해 볼게."

　수업 시작을 알리는 시작종이 울렸기에 7교시가 끝난 후에 학생이 왔고 여전히 심장은 뛰고 있었다. 그렇다고 학생이 심장병 환자는 아니었는데, 심장이 심하게 뛰고 있었다.

　나는 학생에게 다음과 같은 식으로 설명을 해 주었다. 즉 제1단계로 심장은 자율신경에 의해 자동 조정되며 언제나 항상성을 유지하려는 특성을 가지면서 교감신경과 부교감신경이라는 날줄과 씨줄에 의해 움직이고 있다는 것을 말해 주었다.

　제2단계로는 심장이 이상하게 뛴다는 것은 '균형이 깨졌어요. 좀 도와주세요.'라는 신호일 수 있다는 것을 알 필요가 있다고 말해 주었다. 그 신호

217

가 말해 주는 것은 몸의 문제일 수도 있고 마음의 문제일 수도 있는데, 무엇이 원인이든 기운이 막혔다는 신호다. 그런데 심장이 우리에게 이렇게 신호를 보내는 것은 참 좋은 것이다. 왜냐하면 그 신호를 통해서 우리는 문제를 예방하거나 빨리 손을 쓸 수 있기 때문이라는 설명을 하였다.

제3단계로는 심장의 신호를 알아주는 것이 중요함을 설명했다. 신호를 거부하거나 싫어하지 말고, 당장 벗어나고 싶고 떨쳐 버리고 싶지만 그것은 도움을 외면하는 것이기 때문에 기꺼이 심장의 신호를 알아주는 표현을 다음과 같이 외쳐 보자고 하였다.

"나는 불안하다."

"어때?"

"괜찮네요." (웃음)

"그럼 다음과 같이 세 번을 소리 내어 말하기를 반복해 볼까? '나는 비록 지금 불안하지만 나를 깊이 사랑합니다.' 라고 말이야."

학생은 잘 따라 해 주었다.

이제 제4단계로 막힌 기운을 뚫어 주고자 했다. 심장이 쿵쾅거리는 것은 기가 막혔다고도 할 수 있기에 하수도 구멍을 뚫듯이 뻥! 뚫는 작업을 해 보자는 식으로 말했다. 그리고 학생에게 "불안"이라는 말을 계속 하게 하고 EFT를 실시하였다. 처음에는 고통 지수가 8이었는데 차츰 7에서 5로 그리고 다시 1로, 마지막에는 0이 되었다.

학생은 환하게 웃었다. 심하게 뛰던 심장 부위는 호수처럼 고요해졌다. 그래서 5단계로 나는 학생의 기운을 막히게 했던 원인이 무엇일지를 알아보기로 하였다. 그래서 그에게 "왜 그랬을까?"라고 물어보았다.

"선생님은 진짜 웃긴다고 생각하실 거예요. 사실은 1주일 전에 남자친구와 헤어졌어요. 186일 만에요. 아마 그것 때문에 속상해서 그랬나 봐요"

"그랬구나. 그런데 넌 참 기억력이 좋구나. 그 날짜를 어떻게 일일이 기억을 하니?"

"다른 애들도 그래요. 첨에는 그 애가 먼저 사귀자고 했어요. 사실 그날은 괜찮았는데."

"그러니까 시간이 흐를수록 생각나고, 분하고, 힘들고 그렇단 말이지?"

"네, 맞아요. 갑자기 아침에 헤어지자는 문자가 왔어요. 쪼잔한 놈, 소심한 놈."

"그랬어? 그래도 한때는 너에게 좋은 추억도 준 친구였는데, 그렇지?"

이런 식으로 대화를 나누는 가운데, 마지막 6단계로 남자친구에 대한 속상한 마음을 대상으로 EFT 치료를 하기로 하였다. 그래서 나는 학생에게 다음과 같은 긍정적 암시문을 3번 말하게 하면서 치료 작업을 시작하였다.

"나는 비록 남자친구와 헤어진 것에 속이 상하지만, 나 자신을 깊이 그리고 완전히 사랑하고 받아들입니다."

처음에는 속상한 마음의 정도가 5 정도였지만 1회기의 기본 치료 과정을 마쳤을 때 2로 줄었다. 물론 오늘 심장 쿵쾅거림에 대한 EFT 치료를 하기 전에는 속상한 마음이 거의 10에 이르렀다고 하였다. 하지만 심장 문제가 괜찮아졌기에 속상한 마음이 5 정도로 줄어들었다고 했다. 그런데 직접적으로 속상한 마음을 다루었을 때 5에서 다시 2로 줄어들었으니 효과가 좋은 것이었다. 그래서 마지막에는 단축 과정으로 눈동자 위로 굴리기를 시도하였다. 그랬더니 완전히 0이 되었다.

"선생님, 참 신기해요. 이제 정말로 가슴도 뛰지 않고 마음도 편안해졌어요. 남자친구를 생각해도 아무렇지도 않고, 솔직히 별로 생각도 나지 않아요. 이렇게 마음이 편해질 줄은 몰랐어요. 감사합니다."

우리는 서로 웃음 가득한 얼굴로 한참을 쳐다보았다.

19. EFT는 다양한 질병의 필수 해결책

30대인 H씨는 자신의 EFT 경험담을 다음과 같이 소개하였다.

최근에 나는 내 마음에 V3 바이러스 퇴치 프로그램을 설치한 기분이 든다. 내 마음을 힘들게 하는 것들, 치료 버튼만 눌러 대면 치료가 되는 그런 EFT! 정말 매력적이다. 임상 실험을 해 보니 정말 효과가 바로 나타난다는 것과 치료 방법이 아주 간편하다는 것, 빠른 시간에 할 수 있다는 것이 가장 큰 매력으로 느껴진다.

나는 임상실험을 여러 명에게 해 보았다. 특히 아내의 허리 통증 때문에 지난 주말에 EFT 치료를 했는데, 월요일에 회사에서 스트레스를 받아 다시 재발했다고 한다(물론 이것도 나중에 다시 해결하면 되겠지만).

나는 술 마신 후의 머리 멍멍함을 EFT로 해소할 수 있었고, 눈이 충혈되어 빡빡한 느낌도 해소할 수도 있었다. 그뿐 아니라 사람들과의 불편했던 관계와 다양한 심리적 문제를 해결하는 데 EFT를 많이 적용하고 있다.

회사에서도 동료들의 문제를 해결하거나 해결을 도와주는 일에서 EFT가 아주 적격이다. 어떤 동료는 자신의 마음이 늘 공허하다고 느끼고 있었는데 그의 공허함과 자신이 보잘것없다는 생각을 EFT로 해결해 주었다.

또 다른 회사 동료에게는 EFT로 어깨 결림을 해결해 주었다. 이와 같이 EFT는 다양한 형태로 우리 삶에 도움이 된다는 사실을 아주 여러 번 확인할 수 있었다. 내 마음의 V3인 EFT는 무척 좋으며, 그래서 EFT는 삶에서 겪을 수 있는 모든 어려움의 기본적인 해결책인 듯하다.

20. 수련원에서의 EFT 활용

심신 수련 단체에서 지도 사범을 맡고 있는 30대 상담자는 다음과 같은 EFT 경험담을 보고하였다.

어제는 내가 일하는 수련원에서 이상하게도 회원 두 명이 어깨와 목 결림으로 고통스러워했다. 두 명 모두 잠을 자고 난 후에 고통을 느끼기 시작했다고 했다. 그래서 나는 NLP를 활용할까 아니면 EFT를 적용할까 망설이다 간단하게 EFT를 적용해 보기로 했다.

먼저 고통 지수를 확인했더니 두 사람 모두 8이라고 하였다. 그리고 "나는 비록 잠을 잘못 자서 어깨와 목이 아프지만 나는 나 자신을 깊이 사랑하고 받아들입니다."라는 긍정적 암시문을 말하게 하면서 기본 치료 과정으로 들어갔다. 그리고 '잠을 잘못 자 어깨와 목이 아프다.' 로 타점을 두드렸다. 그 결과 고통 지수는 3으로 떨어졌다. 다시 두 명 모두에게 '조금 남은 어깨의 통증' 으로 타점을 두드려 봤다. 그런데 변화가 없었다.

그래서 나는 정서적으로 혹은 심리적으로 문제가 있는지 그 전날의 상황을 물어봤다. 그런데 A회원은 밤에 자는데 아이가 칭얼대서 잠을 제대로 못자 스트레스를 받았다고 했고 B회원은 아파트 전체가 정전이 되어서 17층을 걸어서 오르내렸다고 했다. 그래서 나는 그 당시의 감정을 토대로 긍정적 자기 암시문을 만들어 말하게 함으로써 다시 기본 치료 과정을 실시하였다.

그랬더니 신기하게도 A회원의 고통 지수는 1까지 떨어졌다. 하지만 더 내려가지는 않았다. 그 회원이 "내가 혹시 낫고 싶지 않게 하는 것이 있는 게 아닐까요?"라고 묻기에 그것에 초점을 두고 타점을 두드렸다. 그런데 어찌 된 일인지 고통 지수는 다시 3 이상으로 높아졌다. 그래서 이번에는 접

근을 조금 달리 하여 NLP 기법을 적용했더니 다행스럽게도 고통 지수는 1
로 내려갔다. 다시 EFT로 마무리하였다.

B회원은 고통 지수가 3과 2를 왔다 갔다 하기에 혹시 부정적 감정의 문
제가 개입되어 있는지 확인해 봤다. 그녀는 남편의 출장 때문에 혼자서 어
린애를 보아야 한다는 걱정과 약간의 분노 그리고 그 전날 수련원에 빠진
것에 대한 안타까움 등을 갖고 있었다. 그래서 나는 그러한 감정을 중심으
로 다시 기본 치료 과정을 적용해 보았다. 그랬더니 잠시 후에 그녀는 통증
을 거의 못 느낄 정도가 되었다. 처음에는 목과 어깨를 돌리기 힘들어했었
는데 "신기하다"라는 말을 연발했다.

개인적으로 어제 이 두 사례를 통해 잠을 잘못 자서 나타나는 어깨와 목
의 통증마저도 어떤 부정적 감정과 정서가 개입될 수 있다는 것을 배우게
됐다. 그 전에는 목과 어깨가 아프다는 회원들에게 별 다른 도움을 주지 못
하고 그냥 마사지를 해 주는 정도였는데 이젠 NLP, EFT와 같은 무기가 있
으니 불안과 같은 웬만한 부정적인 감정의 문제나 통증을 치료하고 처리하
는 일에는 자신감이 생겼다. 교수님께 감사드린다.

21. 대리 EFT를 통한 편두통 치료

아래의 사례는 EFT 창시자인 게리 크레이그의 홈페이지(www.emo
free.com)에 게시된 사례이다. 특히 이 사례는 대리 EFT 치료의 예이
다. 대리 EFT 치료란 직접적으로 상대방을 톡톡 타법으로 치료하는
것이 아니라 전화를 통해 원격적인 방법으로 치료자가 자신의 타점을
두드리는 방식으로 치료하는 것을 말한다. 문자 그대로 대리 치료에

해당한다. 이 대리 EFT 방법은 EFT가 전형적인 에너지 치료임을 보여 주는 것이다. 왜냐하면 에너지는 지역과 공간의 경계가 필요 없기 때문이다. 이번 사례는 전화를 통하여 사례자의 편두통을 치료한 EFT 전문가 돈 머레이(Dawn Murray)의 경험이다.

EFT를 공부하는 모든 분에게 큰 도움이 될 것이기에 잘 참고하기 바란다.

나는 내 막내아들 셰인과 핸드폰으로 통화를 하던 중 그 아이의 음성에서 뭔가 걱정이 있다는 것을 느꼈다. 물론 그 녀석은 자기가 멀쩡하다고 말했지만 편두통이 시작될 때의 모든 증상을 경험하고 있었기에 편두통이 더 심해지기 전에 해야 할 일이 굉장히 많다고 말했다. 나는 EFT 프랙티셔너로서 매일 이런 상황에 부딪치지만 가족들에게 EFT를 강요하지는 않았다. 그러나 아이가 곁에 있지 않은 상태이기에 직접적인 도움을 줄 수 없을 것 같아서 아이에게 EFT를 한번 사용해 보자고 설득하고 동의를 얻었다.

하지만 아이는 점점 힘이 빠져 타점을 두드리기가 어려워 보였고 내가 대신 타점을 두드리기로 했다. 이는 내가 내 몸의 타점을 두드림으로 그를 원격 치료하는 원리라고 할 수 있다. 그의 통증을 완화시키는 것이 일차적 목표였다.

그래서 내가 계속 그를 생각하며 타점을 두드리면서 아들에게는 편두통이 시작되기 전에 어떤 일들이 일어났었는지에 대해 이야기를 하도록 시켰다. 아들은 공사 장비업 세일즈맨인데 지금 자신이 가고 있는 거래처가 회사에서 한 시간 정도 떨어진 곳에 있다고 했다. 그 거래처에 고객 두 명이 있는데 장비가 3주나 늦게 도착해서 미안한 일이 생겼다고 했다. 새로 들어오는 주문들과 새로운 고객들 때문에 회사를 비우지 못했다는 것이 문제였다. 아들의 말에서 죄책감과 자기 자신에 대한 실망감을 느꼈고, 아들이 그렇게 마음을 비우는 동안 나는 계속해서 타점을 두드렸다. 그런 다음에 아들에게 그런 불쾌한 감정을 몸 어디에서 느끼는지 물어봤는데, 그는 생각하지도 않고 곧바로 가슴이라고 대답했다.

나는 가슴에 이런 느낌을 언제 느낀 적이 있냐고 물어 봤더니, 아들이 웃으면서(이미 고통이 많이 완화되었다고도 했다.) 자신이 과거에 학교를 한 번 빼먹다가 나에게 들켰을 때라며 나보고 기억이 나느냐고 물어보는 것이었다. 솔직히 나는 별로 기억나지 않는 일이지만 아들은 생생히 기억하고 있었다. 아들에게 내가 타점을 두드리는 동안 나에게 그 이야기를 해 보라고 했다. 아들은 그 당시 자신이 학교에서 돌아왔을 때 집에 항상 부모님이 없으니까 학교를 하루 걸러도 내가 모를 것이라고 여겼다고 하였다.

그런데 외출했던 내가 집으로 들어갔을 때 아들은 너무 놀라 점프를 해서 가장 가까이 있는 옷장에 숨어 있었다. 나는 그때 아이의 신발을 보고 방으로 달려가 옷장부터 열었다. 아들은 그때 그 느낌을 지금도 기억하고 있다고 했다. 잡힌 느낌, 도망칠 수가 없다는 느낌 그리고 큰 야단을 맞아야 한다는 당혹감과 불안감.

나는 그 당시에 대한 기억은 없었지만 그 가슴의 느낌에 대해 작업을 시작했다. 타점은 내가 두드리면서 아이에겐 이 말을 따라하게 했다.

"비록 나는 지금 죄책감을 가슴에 두고 있고 매우 좋지 않은 느낌(이 부분은 아들이 직접 지어냈다.)이지만, 나는 이 고객들에게 더 빨리 갔어야 한다는 것, 그들이 아마 이것 때문에 많이 화가 났을 것이라는 것을 받아들이겠습니다. 제 고객들은 둘 다 매우 중요한 사람들이고 제가 배달 시간을 제대로 지키지 못했다는 것에 화를 낼 권리가 있습니다. 제가 제 입장을 이야기할 수도 있지만 그들은 별로 신경 쓰지 않을 것이고, 그들의 고장 난 부품을 고쳤다기보다는 상황을 더 심하게만 만들 것이라는……."

이런 식으로 아들은 자신의 마음을 조금씩 털어놓았고 나는 혹시 그 고객들이 화가 나지 않았을지도 모르는 것 아니냐고 물어 봤다.

아들은 잠시 말이 없더니 그런 상황을 생각조차 해 보지 않았다고 했고 그냥 자신의 무책임함을 질책했을 뿐이라고 했다. 하지만 계속 생각해 보니, 낡은 부품으로 일을 잘 하고 있지만 스페어 부품을 원했을 수도 있다고, 그래서 그 일로 화를 내지 않을 수도 있겠다고 말했다. 나는 아이에게 그런 마음가짐이 매우 바람직하다고 얘기해 주고, 내가 타점을 두드리며 그가 부정적인 정서를 풀어 놓으니 더 좋은 새로운 감정들이 생기는 것이라고 얘기해 줬다. 그러고 나서 아들은 거래처에 도착했고 고맙다고 말하고 전화를 끊었다.

그날 밤, 아들에게서 음성 메시지가 와 있었다. 엄마가 도와줘서 진심으로 고맙다고 말했다. 거래처 고객들이 자신을 반갑게 맞아 줬으며, 마음 편히 주문한 물건을 전달했고 새로운 장비에 대해 배우게 하여 결국엔 장비 계약을 하나 더 하기까지 했다고 한다.

하지만 이것들보다 더 기분 좋은 일은 퇴근 후 아내와 딸을 만나 대단히 행복한 저녁 식사를 했다는 것이다. 집에 가서 밥을 먹는 순간까지 편두통 때문에 진통제를 먹을 생각을 할 겨를조차 없었다는 것이다. 나와 통화하기 전에는 고객들과의 어려운 시간 속에 엄청난 편두통을 상상하고 있었고 어쩌면 거래처까지 가지도 못하고 집에 절뚝거리며 왔을 것이라는 상상을 하고 있었다. 아들이 기분이 좋다고 하니 덩달아 기분이 좋아졌다.

다음 날 나는 아들에게 전화를 해서 모든 치유는 자기 자신이 이뤄낸 것이라고 말해 줬다. 사실 엄마가 한 일이라고는 그의 에너지장의 무질서를 바로 잡아 준 것뿐이라고. 그리고 물리적 고통, 편두통, 죄책감, 그 뒤에 숨겨진 감정, 이런 것들은 모두 타점을 두드릴 수 있는 것들이라 추후에 한 번 더 그런 현상이 일어나면 다시 자신이 두드리면 된다고도 말해 줬다.

갑자기 나는 궁금해져서 아들에게 그날 수입이 얼마냐고 물어봤다. 예상 외로 매우 높았다. 갑자기 게리 크레이그가 한번 제의했던, 고객의 만족도에 상응하는 보수받기 제도가 생각났다. 만약 크레이그의 말대로 한다면 나는 이번에 아들로부터 돈을 꽤나 많이 벌 뻔했다. 하지만 그렇게 해서 얻을 수 있었던 돈보다 내 가치가 더욱 높다고 느낄 수 있는 하루였다. 한 번 더

225

고마움을 느낀다. 크레이그 선생께.

(출처: http://www.emofree.com/Migraine-headaches/migraine-relief-dawn.htm)

22. 유년기의 상처를 치유한 EFT

다음 글은 EFT의 홈페이지인 www.emofree.com에 게시된, 조이 짐머만(Zoe Zimmermann)이라는 사람의 EFT 치료 사례이다.

EFT는 지금까지 많은 가족의 뿌리 깊은 문제들을 해결하는 데 도움이 되었다. 이런 문제들은 유년기를 지난 어른이 되어서도 대인 관계 등에 많은 영향을 끼친다. 건강하지 않은 가정환경에서 자란 사례자들은 직장, 친구, 가족과의 관계에서 대부분 어려움을 겪었고 삶에서 느끼는 성취감과 행복함에 대해서도 역시 만족하지 못한 채 생활했다.

짐(Jim)이라는 사례자는 연인과의 관계에서 어려움을 겪고 있었다. 알고 보니 그의 근원적인 문제들은 그가 아기였을 때 어머니와의 관계에서 시작되었다. 그의 모든 것이 어머니에겐 만족스럽지 못했고 하나도 마음에 들지 않았던 것이다. 어머니는 이런 마음을 짐에게 수시로 표현했으며, '넌 우리 가정에 어울리지 않는다.', '너는 잘못 하고 있다.' 라는 말을 자주 했다.

그래서 그는 아주 어릴 때부터 외로웠고 무서움에 시달리기 시작했다. 그리고 이런 감정들은 곧 분노로 바뀌어 타인에게 매우 차가운 사람이 되었고 자기 자신까지 미워하기 시작했다. 자신이 처음부터 '잘못 하고 있다.' 라는 생각을 떨칠 수가 없었다. 그래서 그는 애정 관계에서 실패를 반복했다. 상대방에게서 버림받았다는 느낌을 받거나 상대방에게 냉철하게만 행동하거나 이 두 가지 경우를 반복하기만 했다.

　　이런 상황에서 우리는 일반적인 가족 문제를 다루는 것은 물론이고 구체적인 사건들에 초점을 두고 작업을 하였다.

　　우리는 매번 '비록…….' 문장 이후에 비슷한 유형의 말들을 하며 타점을 두드렸다. 격한 상황을 떠올릴 때는 내가 직접 짐의 몸에 타점을 두드리고 그가 자신의 말에 집중하게 하였다. 좀 더 일반적인 회기에서의 대화 내용의 일부를 보면 아래와 같다.

　　"비록 나는 외로움을 느끼고 훨씬 행복해질 수 있었지만(그리 행복하다고 느끼지 못하지만), 나는 나 자신을 깊이 그리고 완전히 받아들입니다. 그리고 나는 현재 나 자신과 함께하고 있습니다."

　　"비록 나는 항상 공허함을 느끼고 이런 공허함 때문에 두렵지만 나는 이런 내 모습조차 사랑합니다. 그리고 나는 지금 나 자신과 함께하고 있습니다."

　　짐은 보통 소외되어 있고 엄청난 이질감을 느낀다고 했다. 몇 번의 타점두드리기 후에 그는 정말 자신의 내면에 자기 자신과 함께 있다는 것을 느꼈고 자신 안에서 혼자가 아니라는 목소리를 들은 것 같다고 했다. 다른 회기에서 짐은 이런 말을 했다.

　　"나는 비록 지금 불안정하고, 인생이 무의미하며 내 인생을 살고 있지 않는 것같이 느끼지만 나는 나 자신을 깊이 그리고 완벽히 받아들입니다."

　　"나는 지금 너무 절박하고 행복한 삶과는 동떨어진 느낌이지만……."

　　"비록 나는 지금 몹시 분노했지만……."

（위의 두 가지 말 속에는 세상과의 연합을 추구하는 노력이 들어 있다. 왜냐하면 이 말 속에는 공허함이 아니라 어떤 정서가 내포되어 있기 때문이다.)

　　"나는 비록 지금 아주 큰 상처를 받았고 지금 벼랑끝에 매달려 있는 것같은 느낌이지만, 나는 나 자신을 깊이 그리고 완벽히 사랑합니다. 그리고 나는 지금 나 자신과 함께하고 있습니다."

　　"비록 내 부모님은 내가 나를 버릴 때까지 버려두었지만, 나는 나 자신을 깊이 그리고 완벽히 사랑합니다. 그리고 나는 지금 나 자신과 함께하고 있습니다."

이 회기의 끝에서 그는 자기 자신에 대한 깊은 사랑을 느끼고, 똑같은 감정을 그와 함께 몇 년을 같이한 사랑하는 여인에게서 느끼기 시작했다고 한다. 그녀와의 대립 중에 그는 처음으로 그녀의 관점에서 말다툼하는 상황을 생각하기 시작했고, 그러면서도 자기 자신의 관점 역시 이해하기 시작했다고 한다.

다른 회기에서 우리는 다음과 같은 말을 했다.

"비록 내 어머니는 나의 가장 깊은 뿌리를 공격했지만……."

"비록 내 어머니는 자신의 불안정함을 내게 퍼붓고 날 파괴시켰지만……."

평소에 짐은 이런 말들 후에 화가 나고 경직되었지만, 회기를 몇 번 반복한 후에는 이렇게 바뀌었다.

"비록 나는 작은 나뭇가지처럼 슬프고 약하다고 느껴지지만, 나는 나 자신에 대한 깊은 사랑을 느끼고 있습니다. 그리고 나는 지금 나 자신과 함께하고 있습니다."

짐은 평소에 자기 자신을 너무 많이 거부했기에 자신에게 깊은 감정을 가지고 있는 사람에 대해 어쩔 줄 몰라 하는 성향이 있었다. 이것은 그에게 공포감을 조성했다. 그는 누군가가 자신을 깊이 사랑한다고 하면 그 사람에게 문제가 있다고 생각했다. 이 회기 후에 그는 그의 친구들에게 자신의 내면을 보여 주기 위해 들떠 있었고 그의 새로운 감정을 조절하는 방법에 행복해했다.

다른 한 회기에서 우리는 짐의 아기 시절에 대해 상담을 했다. 그가 아기일 때, 그의 어머니는 그가 배가 고파도 기저귀를 갈 때가 돼도 몇 시간 동안 방에 놔 둔 적이 있었다. 그때 그는 생명의 위협을 느끼고 그의 몸은 반사적으로 얼어붙기 시작했다. 그런 상태는 트라우마 증상이다. 이 증상은 그가 커서 대인 관계에서 위협감을 느낄 때 발동하게 되었다.

하지만 이런 위협감은 현실적으로 위협이 하나도 없을 때 주로 발동하곤 했다.

"비록 내가 아기일 때 생명의 위협을 느끼면 내 몸은 얼어 붙었고 지금 내 삶도 그때의 기억에서 벗어나지 못했지만, 나는 신뢰를 바탕으로 세상을 향해 걸어 나갈 수 있다는 가능성을 믿습니다."

"나는 비록 위협을 느낄 때 얼어 붙음으로 나 자신을 보호했지만, 나는 깊이 그리고 완전히 나의 이런 면을 사랑합니다. 나는 이것에 대해 감사하고 사랑하는 마음을 가지고 있습니다. 그리고 이제부터 나의 이런 면에 새로운 목적을 줍니다. 내 직업의 성공을 위해, 친구, 동료, 나 자신과의 연결을 위해."

다른 회기에서 우리는 짐이 한 번도 어머니에게 따뜻하게 안겨본 적이 없고 한 번도 어머니가 사랑하는 눈길을 준 적이 없었다는 사실에 대해 이야기했다. 짐은 어머니가 그를 '쓰레기'라는 생각하고 있다고 믿었다. 이것이 짐을 매우 고통스럽게 했다.

"비록 나는 나 자신이 쓰레기라는 말을 들어왔고 항상 이것이 진실이라고 믿었지만 나는 나 자신을 깊이 그리고 완벽히 받아들입니다. 그리고 나는 지금 나 자신과 함께 하고 있습니다."

이후에 그는 매우 슬퍼하고 메스꺼워했다(트라우마가 신경계를 건드린 증상이다.). 그는 이 증상들을 눈치 채고 내가 타점을 두드리는 동안 그 감정이 어떻게 사라지는지 집중했다. 짐은 항상 자신이 미움받는 사람이라고 생각했다. 그는 머리로는 그렇게 믿지 않아도 마음으로는 어머니가 자신에게 한 모든 행동이 자기 때문이라고 생각했다. 하지만 그는 점점 그것이 사실이 아니라는 것도 깨닫게 되었다.

"비록 이 모든 것이 내 잘못이 아니고, 나의 어머니가 외롭고 불행해서 내게 그것을 풀어 놓은 것이고, 나는 이것을 받아들이고 내 일부분이 되었지만……."

"비록 나는 내 주위의 사람들을 업신여기고 그들에게 무례하게 굴어도……."

"비록 나는 내가 쓰레기이기 때문에 그들이 쓰레기라고 느껴도……."

그는 계속 슬퍼했고 메스꺼워했다(트라우마의 재부상).

"비록 나는 매우 두렵고 그것이 이런 메스꺼움으로 나타나지만……."

"비록 나는 이곳에서 도망치고 싶지만……."

이때 짐의 등은 10점 정도로 움츠러들었다.

"비록 나는 누군가에게 가까워지고 마음을 여는 것이 두렵지만……."

몇 번 타점 두드리기를 한 후에 그의 등은 다시 0점으로 이완되었다. 그는 진심으로 그가 누구인지에 대해 알기 시작했으며, 그의 유년기에 받아들였던 삶의 분위기에서부터 많이 자유로워지기 시작했다.

이후에 몇 번의 회기에서는 어머니를 용서하는 주제로 그가 그 자신만의 삶에 신경 쓸 수 있게 도와주었다. 치료 후에 그는 자기 자신에 대한 많은 애정과 사랑이 생겼고, 그가 어떤 상황에 닥쳐도 감정을 피해 도망치기보다는 자신을 받아들일 수 있게 되었다.

그는 그의 연인과 친구들과의 관계에서 그들의 관점을 잘 보기 시작했고 그가 반사적으로 위협받고 있다고 느낄 때 사실 그를 위협하는 것이 아무것도 없음을 깨달았다. 그리고 남들에게 마음을 열지 않던 때에 비해 그의 감정과 생각을 남들에게 털어 놓을 수 있는 여유가 생겼다.

(출처:http://www.emofree.com/Articles2/childhood-issues-zoe.htm)

23. EFT로 ADD 증상을 없애다

아래의 사례는 미국의 EFT 전문가이면서 ADD · ADHD 증상을 전문적으로 연구하고 상담 치료하는 돈 A. 블랙커비(Don A. Blackerby) 박사의 경험이다.

어느 날 열한 살 된 소년과 그의 어머니가 나를 찾아왔다. 아들의 성적은 모든 과목이 하위권이었으며 많은 ADD 문제를 보이고 있었다. 어머니는 아들에게 약을 먹이고 싶지 않았기 때문에 다른 방법으로 치료할 수 있을지에 대해서 고민하고 있었다.

진단 결과 소년의 학습 방법에 문제가 있다는 사실을 알게 되었다. 그는 NLP에서 말하는 청각적 학습자였는데 이 유형에 속하는 학습자는 학습을 할 때 반복해서 소리 내어 읽거나 외우는 경향이 있다. 하지만 학교 공부를 그렇게 공부하는 것은 지루하고 시간 낭비만 될 뿐이다. 그래서 나는 시각적 학습 원리를 가르쳤고 그 결과 그는 더 흥미롭고 효율적으로 공부하는 법을 배우고 실천할 수 있게 되었다.

대부분의 학생은 새로운 학습법을 배우게 되면 학습에 대한 흥미와 동기가 높아진다. 그런데 방학을 보내고 있었던 이 소년은 개학을 한 후에도 학교에는 가고 싶지 않다고 하였다. 그래서 나는 소년이 학교에 가기 싫어하는 정도를 체크했다. 그 결과 0~10의 수치상 최고치인 10 정도를 보였다.

그래서 준비 단계의 진술문으로 다음 문장을 말하게 하였다. "나는 비록 학교를 싫어하고 개학 후에도 등교하고 싶지 않지만 나는 나 자신을 완전히 받아들입니다." 타점을 두드린 후에 그의 학교에 대한 불편함의 강도는 9로 떨어졌다. 그래서 다시 다음과 같은 진술문을 말하게 하였다. "나는 비록 여전히 학교가 싫고 학교에 돌아가고 싶지 않은 마음이 있지만 나는……." 5로 떨어졌는데 잠시 후 마음이 바뀌어 다시 7로 올라갔다. 이때 나는 그가 두드리기 하기를 원치 않고 있다는 사실을 감지하였다. 그래서 잠시 휴식을 갖기로 하였다.

휴식이 끝나고 그가 되돌아왔을 때, 나는 그에게 좀 더 구체적으로 질문해 보기로 하였다. "구체적으로 어떤 이유로 학교에 가고 싶지 않지?" 그의 대답은 빨랐고 단호하였다. "체육 선생님은 항상 저희에게 고함만 쳐요. 그리고 수학 선생님은 저에게 화를 내고 옆 자리의 친구는 늘 말이 많고 왔다 갔다 하면서 저를 괴롭혀요." 나는 소년이 말하는 불평의 내용을 하나씩 다루어 나갔다.

"비록 체육 선생님이 우리에게 고함을 지르지만 나는 완전히 나 자신을 받아들이고 선생님을 용서합니다."

"비록 수학 선생님이 나에게 화를 내지만 그것은 선생님 자신 때문이지 나와는 상관없다는 사실을 압니다. 그리고 나는 완전히 나 자신을 받아들이고 선생님을 용서합니다."

"비록 옆 친구가 나를 괴롭히지만 나는 그를 용서하고 완전히 나 자신을 받아들입니다."

구체적으로 문제를 다룰수록 그의 불편함의 강도가 떨어졌다. 나는 소년에게 EFT로 더 긍정적인 신념을 심어 주기로 했다. 그래서 오늘 상담을 받아 본 소감을 물어 보았다. 그리고 학교생활을 더 잘 하는 데 도움이 되는 긍정적인 신념을 가진다면 어떤 신념을 갖고 싶은지에 대해서 물어보았다. 그는 오늘 배운 새로운 학습 방법을 통해서 학교생활을 더 즐겁게 할 수 있을 것이라고 대답했다. 그리고 그는 새로운 신념을 반복해서 말하는 가운데 각 타점을 계속 두드렸다. 그 결과 그의 목소리와 얼굴 표정은 확실히 밝아졌다.

잠시 쉬고 나서 소년의 어머니가 그의 몇 가지 ADD 증상에 대해서 도움받기를 요청했다. 어머니는 아들이 쉽게 좌절하고 엄마가 아들의 숙제 검사를 하려 하면 곧잘 엄마에게 화를 낸다고 했다. 이에 나는 소년에게 다음과 같은 진술문을 말하게 하였다. "비록 나는 쉽게 좌절하고 엄마가 숙제 검사를 할 때 엄마에게 화를 잘 내지만 나는 온전히 그리고 완전히 나 자신을 받아들이며 엄마를 사랑합니다."

어머니는 아들이 때때로 집중력이 없으며 자주 과잉 행동을 하며 숙제를 할 때 지겨워하고 집착성이 아주 강하여 주변의 모든 사람을 힘들게 한다고 하였다. 대부분 이러한 행동들은 ADD의 증상이라고 할 수 있다.

그런데 이때쯤에 소년은 기분이 좀 좋아지고 에너지 수준도 높아졌으며 긍정적인 방향으로 바뀌고 있는 듯하였다. 그래서 나는 소년에게 어머니가 앞에서 말한 그의 문제 행동 하나하나에 대해서 불편지수가 1, 2가 될 때가지 두드리도록 하였다. 각 문제 행동에 대한 EFT 작업이 하나씩 끝날 때마다 나는 소년에게 앞으로 어떻게 행동하고 어떤 신념을 갖고 싶은지에 대해서 물어보았으며 소년이 어떤 대답을 할 때마다 그 대답과 관련하여 추가적으로 두드리도록 하였다.

　나는 소년과 좀 더 가까이 지내면서 앞으로 학교생활을 긍정적으로 해나갈 수 있을지를 확인해 나갔다. 이와 같은 과정을 통해서 소년은 좋은 성과를 거두고 치료 과정을 마칠 수 있었다.

(출처:http://www.rediscoverthejoyoflearning.com/add.cfm)

부록

●●●●
EFT 실습을 위한 자료
EFT 실습 카드

EFT 실습을 위한 자료

　이제 앞에서 공부한 내용을 바탕으로 EFT의 모든 내용을 요약하여 복습하도록 하자. 238쪽의 그림 EFT 모형도를 통해 EFT가 적용되는 과정을 한 눈에 볼 수 있다. 이 그림을 잘 참고하면서 전체 과정을 복습하도록 하라.

　그 다음 면에는 여러 장의 실습 카드가 제시되어 있다. 이것은 실습을 위한 자료이며 이 카드를 활용하면서 실습을 많이 해 보라. 이 실습 카드에는 당신이 도움이 필요한 내담자를 만나 그의 문제를 해결하도록 돕는 과정에서 구체적으로 어떤 순서와 절차로 어떤 EFT 기법을 적용해야 할 것인지를 한 눈에 볼 수 있도록 전체 내용과 흐름이 요약되어 있다. 그러므로 이 카드를 활용한다면 스스로 실습을 하는 데 큰 어려움은 없을 것이다.

　이 카드를 사용하는 요령은 다음과 같다.

　EFT 과정을 적용하기 전에 사전 준비 작업을 해야 한다. 그렇게 하기 위해서는 다음의 절차를 따르도록 하라.

　먼저 내담자의 이름을 기록하라. 그리고 그가 갖고 있는 문제, 그에게 필요한 도움이 무엇인지를 문제 진술란에 기록하고 그 문제를 한 마디로 무엇이라고 부를 수 있을지에 따라 문제명을 기록하라.

　자기 암시문에서는 앞에서 제시된 내담자의 문제에 따라서 그에 해당하는 적절한 문구를 생각하여 그 문구로 빈칸을 채우도록 하라. 아울러 그러한 자기 암시문을 한 마디로 나타낼 수 있는 단축어를 미리 정해 두라. 그 다음에는 내담자가 현재 경험하고 있는 고통(불편) 수치가 어느 정도가 되는지를 확인하여 해당하는 숫자에 표시하라. 이상과 같은 일들이 완료되었으면 이제 본격적으로 EFT 과정을 적용하면 된다.

본 과정에서는 사전 준비된 내용을 바탕으로 제시된 순서에 따라 EFT 기법을 적용하면 된다. 그리고 마지막에는 다시 한 번 고통 수치를 측정하면 된다. 처음에 비해서 문제가 얼마나 개선되었고 고통이 완화되었는지에 따라 보충 치료 과정을 밟도록 하라.

물론 진행 도중에 막히는 부분이 있거나 자신이 없다면 본문에서 이 내용에 해당하는 부분을 다시 읽고 충분히 이해하라. 그리고 저자의 EFT세미나에 직접 참여하거나 EFT세미나 상황을 녹화한 동영상 강좌를 통해서도 많은 도움을 받을 수 있을 것이다.

이러한 내용들에 대해서 좀 더 구체적으로 알기 원한다면 www.nlp21.com 또는 www.eftok.com을 방문하거나 설기문마음연구소와 부설 한국NLP&최면아카데미 사무실(02-757-8008)로 연락하여 안내를 받으시기 바란다.

　마지막으로 EFT의 창시자인 게리 크레이그의 홈페이지 (www.emofree.com)를 방문해 보기를 권한다. 이 사이트는 비록 영문으로 되어 있지만 본서에서 제시하는 수준 이상의 다양하고 깊이 있는 EFT에 대한 정보들을 제공하기 때문에 큰 도움이 될 것이라고 믿는다.

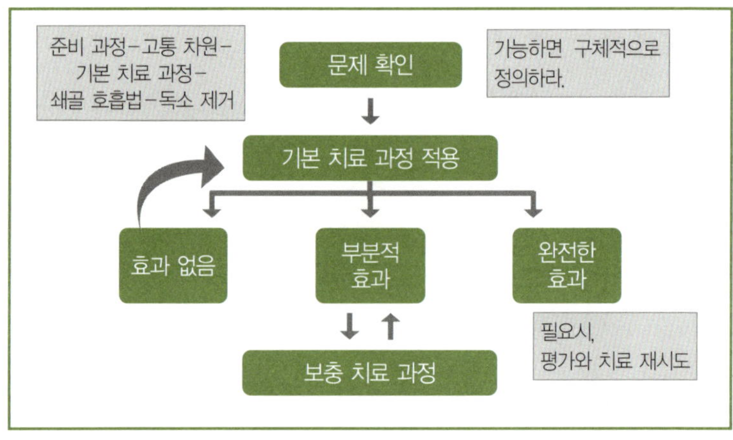

EFT-모형도

EFT 실습 카드

No.   이름 : ____________

A. 문제 진술 :

____

____

____

B. 문제명 :

C. 자기 암시문 :

　　　"비록 나는 ____________________해(이)지만

　　　　나 자신을 깊이 그리고 완전히 받아들입니다."

D. 단축어 :

E. 현재 고통 지수(해당 숫자에 O표) : 0　1　2　3　4　5　6　7　8　9　10

■■■■■■■■■■■■■■■■■■■■■■■■■

1. 준비 단계

　자기 암시문을 말하면서,

　가슴 문지르기 또는 손날 두드리기를 하라.

2. 기본 두드리기 단계

　단축어를 말하면서, 아래의 12개 타점을 각각 7번씩 두드리라.

　몸통 7타점 : 눈썹-눈가-눈밑-코밑-턱-쇄골-겨드랑이

　손 5타점 : 엄지-검지-중지-새끼손가락-손날

3. 손등 두드리기 단계

　손등의 전역 타점을 계속 두드리면서 다음과 같이 9단계 활동을 하라.

　눈 감기-눈 뜨기-오른쪽 아래 보기-왼쪽 아래 보기-시계 방향으로 눈 돌리기-반대 방향 눈 돌리기-콧노래 부르기-숫자 세기-콧노래 부르기

4. 기본 두드리기 단계

　위의 제2단계의 과정을 그대로 반복하라.

5. 현재 고통 지수 : 0　1　2　3　4　5　6　7　8　9　10

■■■■■■■■■■■■■■■■■■■■■■■■■

보충 치료 과정

여전히 고통이 남아 있다면 "여전히 남아 있는 약간의 _______"을(를) 염두에 두면서 위의 과정을 동일하게 반복하라.

EFT 실습 카드

No.   이름 : ___________

A. 문제 진술 :

____

____

____

B. 문제명 :

C. 자기 암시문 :

        "비록 나는 __________________________해(이)지만

        나 자신을 깊이 그리고 완전히 받아들입니다."

D. 단축어 :

E. 현재 고통 지수(해당 숫자에 O표) : 0 1 2 3 4 5 6 7 8 9 10

■■■■■■■■■■■■■■■■■■■■■■■■■■■■■

  1. 준비 단계

     자기 암시문을 말하면서,

     가슴 문지르기 또는 손날 두드리기를 하라.

  2. 기본 두드리기 단계

     단축어를 말하면서, 아래의 12개 타점을 각각 7번씩 두드리라.

     몸통 7타점 : 눈썹–눈가–눈밑–코밑–턱–쇄골–겨드랑이

     손 5타점 : 엄지–검지–중지–새끼손가락–손날

  3. 손등 두드리기 단계

     손등의 전역 타점을 계속 두드리면서 다음과 같이 9단계 활동을 하라.

     눈 감기–눈 뜨기–오른쪽 아래 보기–왼쪽 아래 보기–시계 방향으로 눈 돌

     리기–반대 방향 눈 돌리기–콧노래 부르기–숫자 세기–콧노래 부르기

  4. 기본 두드리기 단계

     위의 제2단계의 과정을 그대로 반복하라.

  5. 현재 고통 지수 : 0 1 2 3 4 5 6 7 8 9 10

■■■■■■■■■■■■■■■■■■■■■■■■■■■■■

보충 치료 과정

여전히 고통이 남아 있다면 "여전히 남아 있는 약간의 ________"을(를) 염두에 두면서 위의 과정을 동일하게 반복하라.

EFT 실습 카드

No.   이름 : ___________

A. 문제 진술 :

____

____

____

B. 문제명 :

C. 자기 암시문 :

　　　　"비록 나는 ___________________________해(이)지만

　　　　나 자신을 깊이 그리고 완전히 받아들입니다."

D. 단축어 :

E. 현재 고통 지수(해당 숫자에 O표) : 0　1　2　3　4　5　6　7　8　9　10

■■■■■■■■■■■■■■■■■■■■■■■■■■

1. 준비 단계
   자기 암시문을 말하면서,
   가슴 문지르기 또는 손날 두드리기를 하라.
2. 기본 두드리기 단계
   단축어를 말하면서, 아래의 12개 타점을 각각 7번씩 두드리라.
   몸통 7타점 : 눈썹–눈가–눈밑–코밑–턱–쇄골–겨드랑이
   손 5타점 : 엄지–검지–중지–새끼손가락–손날
3. 손등 두드리기 단계
   손등의 전역 타점을 계속 두드리면서 다음과 같이 9단계 활동을 하라.
   눈 감기–눈 뜨기–오른쪽 아래 보기–왼쪽 아래 보기–시계 방향으로 눈 돌
   리기–반대 방향 눈 돌리기–콧노래 부르기–숫자 세기–콧노래 부르기
4. 기본 두드리기 단계
   위의 제2단계의 과정을 그대로 반복하라.
5. 현재 고통 지수 : 0　1　2　3　4　5　6　7　8　9　10

■■■■■■■■■■■■■■■■■■■■■■■■■■

보충 치료 과정
여전히 고통이 남아 있다면 "여전히 남아 있는 약간의 _______"을(를) 염두에 두면
서 위의 과정을 동일하게 반복하라.

EFT 실습 카드

No.   이름 : ____________

A. 문제 진술 :

____

____

____

B. 문제명 :

C. 자기 암시문 :

　　　　"비록 나는 _____________________해(이)지만

　　　　나 자신을 깊이 그리고 완전히 받아들입니다."

D. 단축어 :

E. 현재 고통 지수(해당 숫자에 O표) : 0　1　2　3　4　5　6　7　8　9　10

■■■■■■■■■■■■■■■■■■■■■■■■■

1. 준비 단계

　자기 암시문을 말하면서,

　가슴 문지르기 또는 손날 두드리기를 하라.

2. 기본 두드리기 단계

　단축어를 말하면서, 아래의 12개 타점을 각각 7번씩 두드리라.

　몸통 7타점 : 눈썹–눈가–눈밑–코밑–턱–쇄골–겨드랑이

　손 5타점 : 엄지–검지–중지–새끼손가락–손날

3. 손등 두드리기 단계

　손등의 전역 타점을 계속 두드리면서 다음과 같이 9단계 활동을 하라.

　눈 감기–눈 뜨기–오른쪽 아래 보기–왼쪽 아래 보기–시계 방향으로 눈 돌리기–반대 방향 눈 돌리기–콧노래 부르기–숫자 세기–콧노래 부르기

4. 기본 두드리기 단계

　위의 제2단계의 과정을 그대로 반복하라.

5. 현재 고통 지수 : 0　1　2　3　4　5　6　7　8　9　10

■■■■■■■■■■■■■■■■■■■■■■■■■

보충 치료 과정

여전히 고통이 남아 있다면 "여전히 남아 있는 약간의 _______"을(를) 염두에 두면서 위의 과정을 동일하게 반복하라.

EFT 실습 카드

No.   이름 : ____________

A. 문제 진술 :

____

____

____

B. 문제명 :

C. 자기 암시문 :

　　　　　"비록 나는 ___________________해(이)지만

　　　　　나 자신을 깊이 그리고 완전히 받아들입니다."

D. 단축어 :

E. 현재 고통 지수(해당 숫자에 O표) : 0　1　2　3　4　5　6　7　8　9　10

■■■■■■■■■■■■■■■■■■■■■■■■

1. 준비 단계
   자기 암시문을 말하면서,
   가슴 문지르기 또는 손날 두드리기를 하라.
2. 기본 두드리기 단계
   단축어를 말하면서, 아래의 12개 타점을 각각 7번씩 두드리라.
   몸통 7타점 : 눈썹-눈가 눈밑-코밑-턱-쇄골-겨드랑이
   손 5타점 : 엄지-검지-중지-새끼손가락-손날
3. 손등 두드리기 단계
   손등의 전역 타점을 계속 두드리면서 다음과 같이 9단계 활동을 하라.
   눈 감기-눈 뜨기-오른쪽 아래 보기-왼쪽 아래 보기-시계 방향으로 눈 돌
   리기-반대 방향 눈 돌리기-콧노래 부르기-숫자 세기-콧노래 부르기
4. 기본 두드리기 단계
   위의 제2단계의 과정을 그대로 반복하라.
5. 현재 고통 지수 : 0　1　2　3　4　5　6　7　8　9　10

■■■■■■■■■■■■■■■■■■■■■■■■

보충 치료 과정

여전히 고통이 남아 있다면 "여전히 남아 있는 약간의 _______"을(를) 염두에 두면
서 위의 과정을 동일하게 반복하라.

설기문마음연구소와
한국NLP&최면아카데미 안내

설기문마음연구소 및 부설 한국NLP&최면아카데미는 세미나 및 온라인 강좌를 통해 EFT를 보급하고 있습니다. 또한 설기문마음연구소는 NLP와 최면 분야도 교육·보급하고 있습니다.

설기문마음연구소와 부설 한국NLP&최면아카데미는 미국최면협회(ABH), 미국NLP협회(ABNLP), 미국 시간선치료협회(TLTA)가 공인하는 교육기관이면서 공인자격증 발급기관이기도 합니다.

본 연구소에서 주관하는 각종 교육프로그램을 소개하면 다음과 같습니다.

NLP(Neuro-Linguistic Programming : 신경-언어 프로그래밍)

이것은 마음의 원리와 행동의 관계를 신경-언어학적으로 밝히면서 긍정적 사고, 자신감, 대인관계 능력, 설득력, 창조력, 마음관리, 심신의 건강을 증진시킬 수 있는 방법을 제시하는 국제적인 치유 및 자기 계발 프로그램으로서 상담, 치유, 코칭, 교육, 경영, 세일즈, 자기 계발, 성공학 등의 다양한 분야에서 활용되고 그 효과가 입증되고 있습니다.

최면(Hypnosis)

잠재의식은 우리가 인식하지는 못하지만 우리의 삶, 건강, 학업, 대인관계 등에 끊임없이 영향을 미치고 있습니다. 그러므로 그러한 잠재의식을 다루는 최면기법은 심신의 치료, 다양한 교육적, 심리적 변화 작업들을 통해 삶의 질을 높여 줍니다. 최면은 NLP와 마찬가지로 현재 다양한 분야에 활용되고 있습니다.

시간선치료(Time Line Therapy®)

시간선치료®는 현재와 미래의 뿌리에 해당하는 과거를 치유함으로써 현재의 문제를 해결하고, 새로운 미래를 창조할 수 있도록 하는 새로운 자기 계발 기법입니다. 시간선치료®에서는 자기 계발을 위한 각종 심리적 문제들을 빠른 시간 내에 효과적으로 해결하는 것으로 유명합니다.

〈각 영역별 세부 프로그램 안내〉

국제공인NLP자격 과정	최면자격 과정
NLP프랙티셔너 과정 NLP마스터프랙티셔너 과정 NLP코칭 과정 NLP마스터코칭 과정 NLP트레이너 과정	자기최면 과정 최면치료 과정 에릭슨최면 과정 최면강사 과정 전생치료 과정 빙의치료 과정
에너지치료 관련 세미나	국제공인 시간선치료® 자격 과정
EFT 과정 EMT 과정 EC 과정 ERT 과정	시간선치료® 프랙티셔너 과정 시간선치료® 마스터프랙티셔너 과정

심리 상담

연구소 부설 전문 심리상담센터에서는 상담이나 치유적 노력이 필요
하신 분들을 위해 도움을 드리고 있습니다.

상담 영역

각종 공포(시선공포, 대인공포, 무대공포, 시험공포, 고소공포, 공황장애)

심리불안(우울, 조울, 불면, 강박, 스트레스)

각종 중독(알코올, 게임, 쇼핑, 인간관계)

원인불명의 신경, 심리문제, 환청, 환각, 환시

자기 계발(리더십, 자신감 회복, 열등감 교정, 성격 교정) 등

교육에 관심 있거나 상담을 원하시는 분들은 아래 연락처로 연락해
주시길 바랍니다.

설기문마음연구소 및 부설 한국NLP&최면아카데미
서울특별시 중구 소공동 81번지 소공빌딩 3층 / (02)757-8008

설기문마음연구소 및 부설 한국NLP&최면아카데미 www.nlp21.com / www.eftok.com
설기문 심리상담센터 www.mindkorea.com
다음 설기문 NLP 트렌스넷 카페 http://cafe.daum.net/trancenet

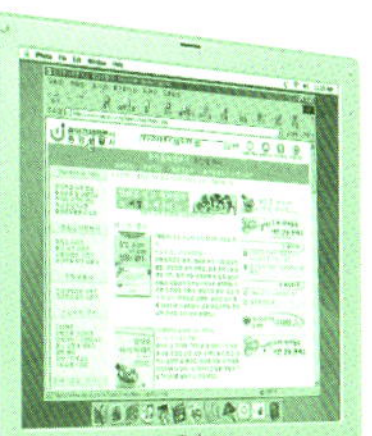

중 앙 생 활 사
중앙경제평론사

Joongang Life Publishing Co./Joongang Economy Publishing Co.

중앙생활사는 건강한 생활, 행복한 삶을 일군다는 신념 아래 설립된 건강ㆍ실용서 전문 출판사로서
치열한 생존경쟁에 심신이 지친 현대인에게 건강과 생활의 지혜를 주는 책을 발간하고 있습니다.

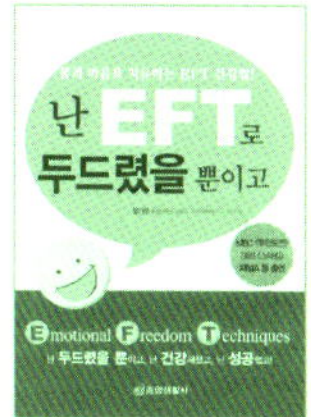

난 EFT로 두드렸을 뿐이고

초판 1쇄 발행 | 2009년 3월 23일
초판 2쇄 발행 | 2012년 4월 10일

지은이 | 설기문(Kimoon Seol)
펴낸이 | 최점옥(Jeomog Choi)
펴낸곳 | 중앙생활사(Joongang Life Publishing Co.)

대   표 | 김용주
책 임 편 집 | 김지혜
본문디자인 | 신경선

출력 | 영신사   종이 | 한솔PNS   인쇄ㆍ제본 | 영신사

잘못된 책은 바꾸어 드립니다.
가격은 표지 뒷면에 있습니다.

ISBN 978-89-6141-039-7(03510)

등록 | 1999년 1월 16일 제2-2730호
주소 | ㉾ 100-826 서울시 중구 다산로20길 5(신당4동 340-128) 중앙빌딩 4층
전화 | (02)2253-4463(代) 팩스 | (02)2253-7988
홈페이지 | www.japub.co.kr 이메일 | japub@naver.com | japub21@empas.com
♣ 중앙생활사는 중앙경제평론사ㆍ중앙에듀북스와 자매회사입니다.

▶ 홈페이지에서 구입하시면 많은 혜택이 있습니다.

중앙북샵   www.**japub**.co.kr
전화주문 : 02) 2253 - 4463

※ 이 도서의 국립중앙도서관 출판시도서목록(CIP)은 e-CIP 홈페이지(www.nl.go.kr/cip.php)에서
이용하실 수 있습니다.(CIP제어번호: CIP2009000661)